T0194795

essentials

essentials liefern aktuelles Wissen in konzentrierter Form. Die Essenz dessen, worauf es als „State-of-the-Art" in der gegenwärtigen Fachdiskussion oder in der Praxis ankommt. *essentials* informieren schnell, unkompliziert und verständlich

- als Einführung in ein aktuelles Thema aus Ihrem Fachgebiet
- als Einstieg in ein für Sie noch unbekanntes Themenfeld
- als Einblick, um zum Thema mitreden zu können

Die Bücher in elektronischer und gedruckter Form bringen das Expertenwissen von Springer-Fachautoren kompakt zur Darstellung. Sie sind besonders für die Nutzung als eBook auf Tablet-PCs, eBook-Readern und Smartphones geeignet. *essentials:* Wissensbausteine aus den Wirtschafts-, Sozial- und Geisteswissenschaften, aus Technik und Naturwissenschaften sowie aus Medizin, Psychologie und Gesundheitsberufen. Von renommierten Autoren aller Springer-Verlagsmarken.

Weitere Bände in der Reihe http://www.springer.com/series/13088

Markus Gerber · Reinhard Fuchs

Stressregulation durch Sport und Bewegung

Wie Alltagsbelastungen durch
körperliche Aktivität besser
bewältigt werden können

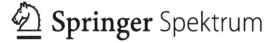 Springer Spektrum

Markus Gerber
Departement für Sport, Bewegung und
Gesundheit, Universität Basel
Basel, Schweiz

Reinhard Fuchs
Institut für Sport und Sportwissenschaft
Universität Freiburg
Freiburg im Breisgau, Deutschland

ISSN 2197-6708   ISSN 2197-6716   (electronic)
essentials
ISBN 978-3-658-29679-7   ISBN 978-3-658-29680-3   (eBook)
https://doi.org/10.1007/978-3-658-29680-3

Die Deutsche Nationalbibliothek verzeichnet diese Publikation in der Deutschen Nationalbiblio-
grafie; detaillierte bibliografische Daten sind im Internet über http://dnb.d-nb.de abrufbar.

Planung/Lektorat: Marion Kraemer
Springer Spektrum ist ein Imprint der eingetragenen Gesellschaft Springer Fachmedien
Wiesbaden GmbH und ist ein Teil von Springer Nature.
Die Anschrift der Gesellschaft ist: Abraham-Lincoln-Str. 46, 65189 Wiesbaden, Germany

In diesem *essential* finden Sie Antworten auf die folgenden Fragen

- Gibt es ausreichende empirische Belege für die stresspuffernde Wirkung von Bewegung und Sport?
- Mit welchen Mechanismen lässt sich die Stresspuffer-Funktion von Bewegung und Sport erklären?
- Geraten körperlich und sportlich aktive Personen weniger schnell „in Stress"?
- Reagieren körperlich und sportliche aktive Personen anders, wenn sie mit stressreichen Situationen konfrontiert werden?
- Welche Prozesse laufen im Körper ab, wenn sich Menschen „gestresst" fühlen?
- Welchen Nutzen haben Bewegung und Sport unabhängig davon, ob Menschen einer hohen Stressbelastung ausgesetzt sind?
- Auf was sollten Privatpersonen und Anbieter von Stressmanagement-Programmen achten, wenn sie Bewegung und Sport bewusst als Mittel zur Stressregulation einsetzen möchten?

Vorwort

Das vorliegende *essential* basiert auf einem größeren, im Springer-Verlag erschienen Gesamtwerk mit dem Titel „Handbuch Stressregulation und Sport". In diesem Handbuch werden zwei Perspektiven unterschieden: zum einen die eher gesundheitsbezogene Perspektive „Stressregulation und Sport", zum anderen die eher leistungsbezogene Perspektive „Stressregulation im Sport".

Gerade die erste Perspektive, und damit die Frage, wie Bewegung und Sport dazu beitragen können, mit Stress und Belastungen im Alltag gesundheitsschonend umzugehen, hat für viele Menschen hohe subjektive Relevanz. Dies ist auch der Grund, weshalb wir uns entschieden haben, die gesundheitsrelevanten Aspekte von Bewegung und Sport in einem „*essentials*-Buch" in gekürzter und kompakter Form darzustellen.

Wir sind der Auffassung, dass das *essential* einen guten Einstieg ins Thema bietet und es den Lesern ermöglicht, in kurzer Zeit einen Überblick zu erhalten, was man über dieses Thema bereits weiß, welche Erwartungen an den Sport realistischer Weise gerichtet werden dürfen, und woran man im Speziellen denken sollte, wenn man Bewegung und Sport als Mittel zur Stressbewältigung nutzen möchte.

Wir wünschen allen Lesern eine spannende Lektüre mit vielen „Aha"-Erlebnissen!

Basel   Markus Gerber
Freiburg   Reinhard Fuchs
im November 2019

Inhaltsverzeichnis

Über die Autoren

Prof. Dr. Markus Gerber, Universität Basel, Departement für Sport, Bewegung und Gesundheit, Abteilung Sport und Psychosoziale Gesundheit, St. Jakob-Turm, Birsstraße 320B, CH-4052 Basel, Schweiz. E-Mail: markus.gerber@unibas.ch, Homepage: www.dsbg.unibas.ch

Prof. Dr. Reinhard Fuchs, Albert-Ludwigs-Universität Freiburg, Institut für Sportwissenschaft, Arbeitsbereich Sportpsychologie, Schwarzwaldstraße 175, D-79117 Freiburg, Deutschland. E-Mail: reinhard.fuchs@sport.uni-freiburg.de, Homepage: http://www.sport.uni-freiburg.de

Einleitung: Stressregulation durch Sport und Bewegung

1

Stress ist heute in aller Munde. Die Rede ist von einer Volkskrankheit, von der in westlichen Gesellschaften kaum jemand gänzlich verschont bleibt. Schon kleine Kinder beklagen sich bisweilen über ein hohes Stressniveau.

Stress führt dazu, dass Menschen in ihrem Wohlbefinden beeinträchtigt werden, chronische Krankheiten entwickeln und im schlimmsten Fall an ihren Stressbelastungen sterben. Auch wird davon berichtet, dass der heutige Mensch eine Fehlkonstruktion sei, dessen Stressregulationssysteme aus einer Zeit stammen, in denen es noch keine Autos, keine Computer oder moderne Kommunikationssysteme gab. Eine Zeit, in der die Bewältigung des Alltags ohne körperliche Aktivität nur für eine kleine gesellschaftliche Minderheit möglich war.

Vor diesem Hintergrund wird in dem vorliegenden Buch der Frage nachgegangen, ob und aufgrund welcher Mechanismen in einer Gesellschaft, die durch zunehmenden Stress und Bewegungsarmut gekennzeichnet ist, regelmäßige körperliche und sportliche Aktivität zu einer verbesserten Stressregulation beitragen kann, und ob damit möglichen gesundheitlichen Folgen entgegengewirkt werden kann.

Einführung in das Thema

Dass Sport und Bewegung für die Bewältigung von Alltagsstress gut seien, ist überall zu hören. Zum Beispiel, wenn ein Jogger davon berichtet, dass er nach einem anstrengenden Tag im Büro abends erst einmal eine Runde laufen muss, um den Stress abzubauen und wieder zu sich zu kommen. Oder wenn eine andere Person erzählt, dass sie die familiären Belastungen der letzten Jahre nur deshalb gesundheitlich so „glimpflich" überstanden hätte, weil sie mehrmals in der Woche zum Schwimmen gehe und so ihre Widerstandskräfte gestärkt habe. Wenn wir in diesem Beitrag über Stressregulation durch Sport und Bewegung reden, dann

© Springer Fachmedien Wiesbaden GmbH, ein Teil von Springer Nature 2020   1
M. Gerber und R. Fuchs, *Stressregulation durch Sport und Bewegung,* essentials,
https://doi.org/10.1007/978-3-658-29680-3_1

behandeln wir also ein Thema, zu dem die meisten sportlich aktiven Personen ihre persönlichen Erfahrungen beisteuern können. Darunter ist kaum jemand, der nicht auch berichten würde, dass er sich nach dem Sporttreiben „einfach besser" fühlt und dass ihm die Aktivität helfe – zumindest für den Moment – Stress und Spannungen abzubauen.

Aber was ist wirklich dran an diesen Erzählungen, dass sich durch Sport und Bewegung der Stress im Alltag besser bewältigen ließe? Handelt es sich hier vielleicht nur um Wunschdenken oder um Placeboeffekte (Ich erwarte, dass etwas wirkt, und deshalb wirkt es auch wirklich)? Und wenn es keine Placeboeffekte sind: was an dem beobachteten Stressabbau geht tatsächlich auf die spezifische Wirkung von Sport und Bewegung zurück, und was daran ist nur ein „unspezifischer Treatmenteffekt", den man auch mit anderen Aktivitäten (z. B. Fernsehen) hätte erzielen können? Es geht also um die Frage des wissenschaftlichen Nachweises: Lassen sich die subjektiv berichteten stressregulativen Effekte von Sport und Bewegung mit den Methoden der empirischen Forschung objektivieren? Mit dem Nachweis stressregulativer Effekte sind eine ganze Reihe weiterer Fragen verbunden, unter anderen: Welche Art von Aktivität (z. B. aerober Ausdauersport vs. Krafttraining) muss mit welcher Intensität bzw. Häufigkeit betrieben werden, um effektiv Stress abbauen zu können? Ist die stressreduzierende Wirkung bei allen gleich oder gibt es Menschen, die in besonderer Weise davon profitieren können? Wie wirksam sind Sport und Bewegung im Vergleich zu anderen Methoden des Stressmanagements wie etwa Entspannungstechniken, Psychopharmaka oder Schlaf?

Bei der Beantwortung all dieser Fragen steht die Forschung nicht am Anfang. Zum Zusammenhang zwischen körperlicher Aktivität und Stress gibt es bereits eine Vielzahl empirischer Untersuchungen, deren Ergebnisse etwa in den Übersichtsarbeiten von Gerber und Pühse (Gerber und Pühse 2009), Lox, Martin Ginis und Petruzzello (Lox et al. 2010), Edenfield und Blumenthal (Edenfield und Blumenthal 2011), Fuchs und Klaperski (Fuchs und Klaperski 2012), Stults-Kolehmainen und Sinha (Stults-Kolehmainen und Sinha 2014), Gerber (Gerber 2015, im Druck) und Klaperski (Klaperski 2018) zusammenfassend diskutiert werden. Aufschlussreich für unsere Frage nach der stressregulativen Wirkung von Sport und Bewegung sind vor allem die randomisiert kontrollierten Interventionsstudien (RCT-Studien). In ihrem Review fand Klaperski (Klaperski 2018), dass nur bei sechs der insgesamt elf vorliegenden RCT-Studien ein signifikanter Effekt des durchgeführten Bewegungsprogramms auf den wahrgenommenen Stresslevel nachgewiesen werden konnte. Zusammen mit den Ergebnissen aus quer- und längsschnittlichen Beobachtungsstudien kann trotzdem auch heute schon die Stressbewältigung durch körperliche Aktivität als empirisch gut belegt gelten.

Der empirische Nachweis der stressreduzierenden Wirkung von Sport und Bewegung ist das eine. Die Erklärung, warum es diese Wirkung gibt und wie sie über vermittelnde Mechanismen zustande kommt, ist das andere. Im vorliegenden Band geht es schwerpunktmäßig um diese psychologischen und biologischen Mechanismen, die der stressregulierenden Wirkung von Sport und Bewegung zugrunde liegen können.

Stressregulative Wirkweisen körperlicher Aktivität

Welches sind die psychologischen und biologischen Mechanismen, die der stressregulierenden Wirkung von Sport und Bewegung zugrunde liegen? Die möglichen Wirkweisen der körperlichen Aktivität sind im Modell der Abb. 2.1 zusammenfassend dargestellt. Dieses Modell basiert auf den Grundannahmen der Transaktionalen Stresstheorie, wonach Stress immer dann entsteht, wenn interne oder externe Anforderungen die zur Verfügung stehenden adaptiven Ressourcen des Individuums voll in Anspruch nehmen oder sogar übersteigen (Lazarus und Folkman 1984). Die kognitive Bewertung der Anforderungen bzw. Stressoren (primäre Bewertung) und der Ressourcen (sekundäre Bewertung) führt zu Stressreaktionen auf der kognitiven, affektiven, behavioralen und biologischen Ebene. Abhängig von der Intensität und Dauer dieser Stressreaktionen ergeben sich mehr oder weniger stark ausgeprägte gesundheitliche Konsequenzen (Dimesdale 2008; Gerber und Schilling 2018; Hamer et al. 2006). Das Modell in Abb. 2.1 postuliert, dass körperliche Aktivität an unterschiedlichen Stellen auf die Stress-Gesundheits-Beziehung Einfluss nehmen kann.

Im Prozess der *Stressentstehung* werden stressorreduzierende (Pfad 1) und ressourcenstärkende (Pfad 2) Wirkweisen der körperlichen Aktivität angenommen. Geht es nicht mehr nur um Stressentstehung, sondern bereits um *Stressbewältigung* (Coping), kann die körperliche Aktivität auf der Ebene der Stressreaktionen ansetzen und dort ihre reaktionsverringernde Wirkweise (Pfad 3) entfalten. Hier werden kognitive, affektive, behaviorale und biologische Wirkungen unterschieden, die allesamt der Gruppe der palliativ-regenerativen Coping-Strategien zuzuzählen sind. Palliativ-regenerative Stressbewältigung – so Kaluza und Renneberg (Kaluza und Renneberg 2009) – setzt nicht an den Ursachen stresserzeugender Bewertungsprozesse an, sondern an deren Folgen, nämlich den Stressreaktionen. Ziel ist es, diese zu lindern (palliativ) bzw. den positiven

© Springer Fachmedien Wiesbaden GmbH, ein Teil von Springer Nature 2020
M. Gerber und R. Fuchs, *Stressregulation durch Sport und Bewegung*, essentials,
https://doi.org/10.1007/978-3-658-29680-3_2

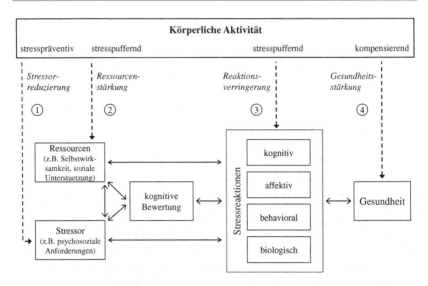

Abb. 2.1 Modell der stressregulativen Wirkweisen der körperlichen Aktivität (aus: Fuchs und Klaperski 2018)

Ausgangszustand des betreffenden Reaktionsparameters wiederherzustellen (regenerativ). Dies geschieht dadurch, dass durch körperliche Aktivität z. B. die stressbedingte Kortisolausschüttung oder die stressbedingte Anspannung verringert wird („Reaktionsverringerung"). Schließlich wird in dem Modell noch eine gesundheitsstärkende Wirkweise (Pfad 4) angenommen, die den gesamten Stress-Coping-Gesundheits-Prozess betrifft und auf einer kompensatorischen Wirkung der körperlichen Aktivität beruht.

Sowohl durch Ressourcenstärkung als auch durch Reaktionsverringerung – so die Annahme des Modells – lassen sich die gesundheitsschädigenden Auswirkungen von Stressoren „abpuffern". Diese puffernde Wirkung wird in der Literatur unter der Bezeichnung *Stresspuffer-Hypothese der körperlichen Aktivität* diskutiert (Fuchs und Klaperski 2012; Gerber 2008; Klaperski et al. 2012; Klaperski 2018). Im Kern besagt diese Hypothese, dass sowohl akute als auch habituelle körperliche Aktivität die negativen Auswirkungen von stressreichen Ereignissen auf die körperliche und psychische Gesundheit abzupuffern vermögen.

Bezogen auf die *ressourcenstärkende Wirkweise* entsteht der Puffereffekt dadurch, dass es durch eine sportbedingte Verbesserung der Bewältigungsressourcen (z. B. Verbesserung der sozialen Unterstützung) auf der Ebene der sekundären Einschätzung zu einer günstigeren Beurteilung der zu meisternden Anforderung kommt und dass diese deshalb als weniger stressreich erlebt wird. Potenziell negative Stressauswirkungen werden hier bereits im Prozess der Stressentstehung „abgemildert". Bezogen auf die *reaktionsverringernde Wirkweise* entsteht der Stresspuffereffekt dadurch, dass durch die körperliche Aktivität die biologischen und psychologischen Stressreaktionen reduziert und damit deren gesundheitsschädliche Auswirkungen abgefedert werden können. Die stresspuffernde Wirkung der Reaktionsverringerung kann über zwei Mechanismen zustande kommen. Beim *Abmilderungs-Mechanismus* schwächt die körperliche Aktivität die negativen Stressreaktionen von vorneherein ab, d. h. die negativen Stressreaktionen treten gar nicht erst in vollem Umfang auf und verlieren dadurch zumindest partiell ihre gesundheitsbeeinträchtigende Wirkung. Dieser Mechanismus lässt sich vor allem bei akuten Stressreaktionen nachweisen, etwa, wenn bei Sportlern unter Stress ein geringerer Anstieg der Herzfrequenz oder eine gedämpftere Angstreaktion beobachtet wird als bei Nicht-Sportlern. Im Unterschied dazu wirkt beim *Ausgleichs-Mechanismus* die körperliche Aktivität den negativen Stressreaktionen kompensatorisch entgegen, d. h. die negativen Stressreaktionen treten zwar zunächst auf, werden aber durch Sport und Bewegung wieder verringert bzw. ausgeglichen und wirken sich deshalb gar nicht oder nur eingeschränkt gesundheitsbeeinträchtigend aus. Im Alltag wird hier oft der Begriff „Ausgleichssport" verwendet: Menschen treiben Sport, um die alltägliche Stressbelastung auszugleichen. Vermutlich ist der Ausgleichs-Mechanismus eher bei den chronischen Stressreaktionen anzutreffen. Menschen reagieren auf andauernden Stress (z. B. Arbeitslosigkeit) oft mit depressiven Symptomen, ängstlicher Anspannung bzw. Rumination (zirkuläre Gedanken). Durch körperliche Aktivität, so die Annahme des Ausgleichs-Mechanismus, gelingt es, aus dieser negativen psychischen Verfassung zeitweise herauszukommen (Timeout-Effekt) bzw. die depressive Symptomatik oder ängstliche Anspannung partiell abzubauen. Der Organismus wird dadurch psychisch und körperlich entlastet, und die längerfristigen gesundheitsschädlichen Auswirkungen werden reduziert. Nachfolgend sollen die in dem Modell der Abb. 2.1 postulierten Wirkweisen der körperlichen Aktivität genauer betrachtet und auf ihren empirischen Gehalt hin geprüft werden.

Stressregulation durch Stressorreduzierung

3

Wenn Sport und Bewegung dazu beitragen, die Auftretenswahrscheinlichkeit von stressauslösenden Ereignissen (Stressoren) zu verringern, sprechen wir von der stressorreduzierenden Wirkung (Pfad 1 in Abb. 2.1). Den wichtigsten stressorreduzierenden Effekt übt körperliche Aktivität vermutlich im Hinblick auf chronische Erkrankungen aus, die bereits von Holmes und Rahe (Holmes und Rahe 1967) als bedeutsame Stressoren identifiziert wurden. Regelmäßige körperliche Aktivität kann sowohl physischen (z. B. Diabetes, Herz-Kreislauferkrankungen; Bauman 2004; Warburton et al. 2006; Lee et al. 2012) als auch psychischen Krankheiten (z. B. Depression, Angststörungen; Raglin und Wilson 2012; Rethorst et al. 2009) vorbeugen sowie Krankheitssymptome verringern und wirkt damit stressorreduzierend. Dies gilt nicht nur für chronische Krankheiten, sondern auch für kleinere, aber chronisch belastende Probleme wie beispielsweise Rückenschmerzen oder Schlafstörungen. So zeigten beispielsweise Loprinzi und Cardinal (Loprinzi und Cardinal 2011), dass Personen, die mindestens 150 min pro Woche moderat bis intensiv Sport betrieben, seltener unter Einschlafproblemen und Tagesmüdigkeit litten als weniger aktive Vergleichspersonen (ausführlicher dazu: Brand 2018). Durch die Teilnahme an Sportprogrammen kann auch der Stressor der sozialen Isolation verringert werden, besonders in klinischen Populationen (z. B. Beltrán-Carrillo et al. 2013).

Insgesamt lassen sich in der Literatur viele weitere Belege für die stressorreduzierende Wirkung von Sport und Bewegung finden. Aus stresstheoretischer Perspektive kann in diesem Zusammenhang auch von „instrumentellem Coping" oder „problem-fokussierter Stressbewältigung" gesprochen werden (Renneberg et al. 2009). Menschen ergreifen aktiv Maßnahmen, um die stressauslösenden Umstände gar nicht erst aufkommen zu lassen, oder wenn sie bereits aufgetreten

© Springer Fachmedien Wiesbaden GmbH, ein Teil von Springer Nature 2020
M. Gerber und R. Fuchs, *Stressregulation durch Sport und Bewegung,* essentials,
https://doi.org/10.1007/978-3-658-29680-3_3

sind, um diese zu reduzieren oder wieder auszuschalten. Insofern handelt es sich bei der stressorreduzierenden Wirkweise der körperlichen Aktivität um eine spezielle Form des instrumentellen Copings in der Phase der Stressentstehung.

Stressregulation durch Ressourcenstärkung

4

Auch die ressourcenstärkende Wirkweise (Pfad 2 in Abb. 2.1) ist im Prozess der Stressentstehung zu lokalisieren. Führen Sport und Bewegung zur Stärkung der verfügbaren personalen und sozialen Ressourcen, dann – so die hier zugrunde liegende Annahme – wird die Person bei Konfrontation mit potenziell stressauslösenden Ereignissen die eigenen Handlungsmöglichkeiten eher optimistisch einschätzen („sekundäre Bewertung" i. S. v. Lazarus und Folkman 1984) und in der Folge davon weniger Stress erleben. Zu den Ressourcen, die durch das Sporttreiben potenziell gestärkt werden können, zählen vor allem die Selbstwirksamkeit und die soziale Unterstützung. Aus der Stressforschung ist bekannt, dass Menschen mit einer starken Selbstwirksamkeit bzw. mit guter sozialer Unterstützung eher dazu in der Lage sind, psychosoziale Stresssituationen in einer gesundheitsschützenden Weise zu bewältigen als Menschen, die über diese Ressourcen nicht verfügen (im Überblick: Knoll et al. 2013; Kohlmann und Eschenbeck 2018). Für die Selbstwirksamkeit ist dies von Siela und Wieseke (Siela und Wieseke 2012) und für die soziale Unterstützung von Uchino und Birmingham (Uchino und Birmingham 2011) jeweils im Detail gezeigt worden. Ist es aber tatsächlich so, dass diese beiden Ressourcen durch Sport und Bewegung gestärkt werden können? Zur Klärung dieser Frage soll der Forschungsstand zu diesem Thema genauer betrachtet werden.

4.1 Stärkung der Selbstwirksamkeit durch Sport und Bewegung

In der Literatur wird zumeist der Effekt der Selbstwirksamkeit auf das Ausmaß des Sport- und Bewegungsverhaltens untersucht (z. B. Dutton et al. 2009; Ferrier et al. 2010; Marquez und McAuley 2006; Morris et al. 2008; Perkins et al. 2008). Die uns hier interessierende umgekehrte Wirkrichtung von Sport und Bewegung

© Springer Fachmedien Wiesbaden GmbH, ein Teil von Springer Nature 2020
M. Gerber und R. Fuchs, *Stressregulation durch Sport und Bewegung,* essentials,
https://doi.org/10.1007/978-3-658-29680-3_4

auf die Selbstwirksamkeit hat dagegen vergleichsweise wenig Forschung auf sich gezogen (im Überblick: Buckworth et al. 2013; Lox et al. 2010; Siela und Wieseke 2012). Betrachtet man die Arbeiten in diesem Bereich, so fällt auf, dass in den einzelnen Studien von ganz unterschiedlichen Selbstwirksamkeiten die Rede ist: So untersuchten McAuley, Courneya und Lettunich (McAuley et al. 1991) den Effekt von Sport und Bewegung auf das Vertrauen in die eigene Sport- und Bewegungskompetenz (bicycle self-efficacy, jogging self-efficacy, sit-up self-efficacy). McAuley, White, Rogers, Motl und Courneya (McAuley et al. 2010) beobachteten den Effekt der körperlichen Aktivität auf das Vertrauen in die eigene Fähigkeit, 20 min zügig gehen, 10 min joggen, drei Treppenabsätze ohne anhalten aufsteigen und 20 min ein kräftiges Training durchführen zu können (self-efficacy for physical activity). Levy und Ebbeck (Levy und Ebbeck 2005) überprüften den Effekt von Sport und Bewegung auf das Vertrauen in die eigene Fähigkeit, auch unter schwierigen Bedingungen (z. B. bei Müdigkeit, schlechter Stimmung) an der geplanten Aktivität festzuhalten (maintenance self-efficacy). Und in der Pfadanalyse von Ryan (Ryan 2008, S. 289) ging es um den Effekt von Sport und Bewegung auf das Vertrauen in die eigene Initiierungswirksamkeit (scheduling efficacy; „Manage to find time to exercise by deciding it is more important than something else I had planned") und Aufgabenwirksamkeit (task efficacy; „Maintain a comfortable and rhythmic sense of motion for an entire cardiovascular exercise session"). Gemeinsam ist diesen unterschiedlichen Selbstwirksamkeiten, dass sie jeweils auf spezifische Aspekte des Sport- und Bewegungsverhaltens abzielen, vor allem auf die zu ihrer Ausführung notwendigen motorischen Kompetenzen (Aufgabenwirksamkeit), auf die für das Anfangen notwendige Planungsfähigkeit (Initiierungswirksamkeit) und auf das für das kontinuierliche Dabeibleiben notwendige Barrierenmanagement (Aufrechterhaltungswirksamkeit).

Wenn aber im Kontext des Stressmanagements von der Ressource der Selbstwirksamkeit die Rede ist (Knoll et al. 2013; Kohlmann und Eschenbeck 2017; Siela und Wieseke 2012), dann sind damit weniger solche verhaltensspezifischen Selbstwirksamkeitserwartungen gemeint, sondern eher die über unterschiedliche Verhaltensweisen und Situationen hinweg generalisierte „allgemeine Selbstwirksamkeit". Darunter verstehen Kohlmann und Eschenbeck (Kohlmann und Eschenbeck 2018) die subjektive Überzeugung, kritische Anforderungen aus eigener Kraft erfolgreich bewältigen zu können. Allgemeine Selbstwirksamkeit wurde von Jerusalem und Schwarzer (Jerusalem und Schwarzer 1992, 1999; siehe auch Scholz et al. 2002) als ein globales Persönlichkeitsmerkmal konzipiert, welches mit der Skala „Allgemeine Selbstwirksamkeit" gemessen werden kann (Beispielitem: „Die Lösung schwieriger Probleme gelingt mir immer, wenn ich mich darum bemühe"; Jerusalem und Schwarzer 1999). Studien zu den Effekten von Sport und Bewegung auf diese allgemeine Selbstwirksamkeit gibt es nur wenige (Buffart et al. 2014; Fuchs et al. 1994; Jensen 2013; Malebo et al. 2007). Von den vier hier aufgeführten Arbeiten konnte allerdings nur in der Interventionsstudie von Buffart et al. (Buffart et al. 2014) ein substanzieller Zusammenhang zwischen körperlicher Aktivität und allgemeiner Selbstwirksamkeit nachgewiesen werden: Im Vergleich zur Wartelisten-Kontrollgruppe zeigten die Teilnehmer an einem 12-wöchigen gruppenbasierten Bewegungsprogramm eine signifikante Verbesserung sowohl der allgemeinen Selbstwirksamkeit („general self-efficacy scale"; niederländische Skala von Bosscher et al. 1997) als auch des damit eng verwandten allgemeinen Kompetenzerlebens („mastery scale" von Pearlin und Schooler 1978).

Geht es um die Wirkung von Sport und Bewegung auf die Selbstwirksamkeit, dann wird in der Literatur zumeist auf das *Exercise and Self-Esteem Model* (ESEM) von Sonstroem und Morgan (Sonstroem und Morgan 1989) Bezug genommen (Revisionen von Sonstroem et al. 1994; McAuley et al. 2005). Im originalen ESEM wird postuliert, dass körperliche Aktivität – vermittelt über Veränderungen der körperbezogenen Selbstwirksamkeit (physical self-efficacy) und dem generelleren Körperkonzept (physical competence, physical acceptance) – einen Einfluss auf das globale Selbstwertgefühl (self-esteem) besitzt. Obwohl hier explizit nur die Effekte auf die körperbezogene und nicht auf die uns interessierende allgemeine Selbstwirksamkeit thematisiert werden, ist das ESEM auch für unsere Fragestellung von Bedeutung. Es beschreibt, wie durch Sport und Bewegung die körperbezogenen Selbstwahrnehmungen verbessert werden (man fühlt sich fitter, stärker, schlanker, attraktiver), wie dadurch die Zufriedenheit mit dem eigenen Körper (Figur, Aussehen) steigt und wie sich dies letztlich auch auf das globale Selbstkonzept positiv auswirkt, in dem sich auch die *allgemeine Selbstwirksamkeit* spiegelt. Die im ESEM postulierten Beziehungen konnten auf der Basis von quer- und längsschnittlichen Beobachtungsstudien (McAuley et al. 2005; Levy und Ebbeck 2005; Spence et al. 2005; Netz et al. 2005; Ryan 2008; Elavsky 2010) und Interventionsstudien (Opdenacker et al. 2009) gut bestätigt werden.

In Abb. 4.1 wird ein Modell präsentiert, das – unter Einbezug der Grundannahmen des ESEM – den Versuch unternimmt, den Zusammenhang zwischen Sport- und Bewegungsaktivität und der allgemeinen Selbstwirksamkeit genauer zu spezifizieren. Unterschieden werden zwei Wirkpfade: der erste (obere) Wirkpfad verläuft von Sport und Bewegung über die durch diese hervorgerufenen körperlichen Veränderungen zum körperbezogenen Selbstkonzept und von dort zum globalen Selbstkonzept („Körperkonzept-Pfad"). Diese Wirkungskette entspricht im Wesentlichen den Modellvorstellungen des ESEM. Der zweite (untere) Wirkpfad hat seinen Ausgang ebenfalls bei Sport und Bewegung, nimmt dann aber seinen Verlauf über die sport- und bewegungsbezogenen Kompetenzerfahrungen und den daraus hervorgehenden sport- und bewegungsbezogenen Selbstwirksamkeitserwartungen, die dann in einem Prozess der Generalisierung in die allgemeine Selbstwirksamkeit einmünden („Kompetenz-Pfad"). Die allgemeine Selbstwirksamkeit ist Teil des globalen Selbstkonzepts und steht in enger Wechselwirkung mit dem generellen Selbstwertgefühl.

Anders als im ESEM wird in Abb. 4.1 den sport- und bewegungsbezogenen Kompetenzerfahrungen bzw. Selbstwirksamkeitserwartungen ein breiteres Verständnis zugrunde gelegt. Es geht hier nicht nur um motorische Kompetenzerfahrungen und Erfolgserlebnisse, sondern auch um Selbstkontroll-Erfahrungen („Ich habe es geschafft, trotz Regen und Kälte zum Joggen zu gehen") und Autonomie-Erfahrungen („Ich bin trotz meines Alters körperlich noch gut auf den Beinen und dadurch unabhängig"). Dementsprechend ist auch auf der Ebene der Selbstwirksamkeitserwartungen nicht nur von der Aufgabenwirksamkeit (task efficacy; physical efficacy) die Rede, sondern auch von der Initiierungs- (scheduling efficacy) und Aufrechterhaltungswirksamkeit (maintenance efficacy) (vgl. Schwarzer 2008). Angenommen wird, dass diese sport- und bewegungsspezifischen Selbstwirksamkeitserwartungen in einem Prozess der Generalisierung zur Formung der allgemeinen Selbstwirksamkeit beitragen. Eine Person, die aus ihrem Sport starke Erfolgserlebnisse zieht und entsprechende Selbstwirksamkeitserwartungen herausgebildet hat, wird auch in anderen Bereichen des Lebens dazu tendieren, eher an ihre eigenen Fähigkeiten (Ausdauer, Initiative, Durchsetzungsfähigkeit) zu glauben als eine Person ohne solche sportlichen Erfolgserlebnisse. Soweit die Annahme. Bestätigt wird diese durch Ergebnisse aus Querschnittsstudien, in denen sich ein positiver Zusammenhang zwischen der sport- bzw. bewegungsbezogenen Selbstwirksamkeit und der allgemeinen Selbstwirksamkeit nachweisen ließ (Fuchs und Schwarzer 1994; Kroll et al. 2007); längsschnittliche oder experimentelle Evidenz fehlt hier allerdings noch.

Insgesamt betrachtet scheint die Wirkung der körperlichen Aktivität auf die personale Ressource der allgemeinen Selbstwirksamkeit weniger auf einem direkten als vielmehr auf einem kaskadierten Effekt zu beruhen, also auf einem Effekt, der erst über mehrere Zwischenschritte zustande kommt. Wie stark die Gesamtwirkung der körperlichen Aktivität ist, und von welchen Randbedingungen sie abhängt (z. B. Leistungssport vs. Ausgleichssport), ist bislang nicht bekannt.

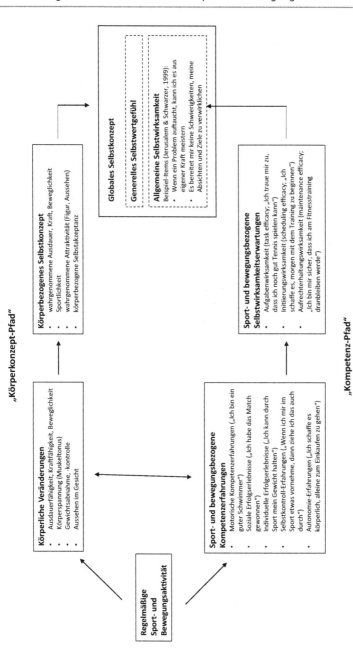

„Körperkonzept-Pfad"

Regelmäßige Sport- und Bewegungsaktivität

Körperliche Veränderungen
- Ausdauerfähigkeit, Kraftfähigkeit, Beweglichkeit
- Körperspannung (Muskeltonus)
- Gewichtsabnahme, -kontrolle
- Aussehen im Gesicht

Körperbezogenes Selbstkonzept
- wahrgenommene Ausdauer, Kraft, Beweglichkeit
- Sportlichkeit
- wahrgenommene Attraktivität (Figur, Aussehen)
- körperbezogene Selbstakzeptanz

Globales Selbstkonzept

Generelles Selbstwertgefühl

Allgemeine Selbstwirksamkeit
Beispiel-Items (Jerusalem & Schwarzer, 1999):
- Wenn ein Problem auftaucht, kann ich es aus eigener Kraft meistern
- Es bereitet mir keine Schwierigkeiten, meine Absichten und Ziele zu verwirklichen

Sport- und bewegungsbezogene Kompetenzerfahrungen
- Motorische Kompetenzerfahrungen („Ich bin ein guter Schwimmer")
- Soziale Erfolgserlebnisse („Ich habe das Match gewonnen")
- Individuelle Erfolgserlebnisse („Ich kann durch Sport mein Gewicht halten")
- Selbstkontroll-Erfahrungen („Wenn ich mir im Sport etwas vornehme, dann ziehe ich das auch durch")
- Autonomie-Erfahrungen („Ich schaffe es körperlich, alleine zum Einkaufen zu gehen")

Sport- und bewegungsbezogene Selbstwirksamkeitserwartungen
- Aufgabenwirksamkeit (task efficacy; „Ich traue mir zu, dass ich noch gut Tennis spielen kann")
- Initiierungswirksamkeit (scheduling efficacy; „Ich schaffe es, morgen mit dem Training zu beginnen")
- Aufrechterhaltungswirksamkeit (maintenance efficacy; „Ich bin mir sicher, dass ich am Fitnesstraining dranbleiben werde")

„Kompetenz-Pfad"

Abb. 4.1 Hypothetische Wirkpfade von Sport- und Bewegungsaktivität auf das globale Selbstkonzept bzw. auf die allgemeine Selbstwirksamkeit (aus: Fuchs und Klaperski 2018)

4.2 Stärkung der sozialen Unterstützung durch Sport und Bewegung

Sport und Bewegung in der Gemeinschaft tragen zu einer Verbesserung der tatsächlich erhaltenen und wahrgenommenen sozialen Unterstützung bei. So lautet die Hypothese, die in diesem Abschnitt auf den Prüfstand gestellt werden soll. Wir beziehen uns dazu auf ein von Sudeck und Schmid (Sudeck und Schmid 2012) entwickeltes heuristisches Modell, das in Abb. 4.2 wiedergegeben wird. Das Modell von Sudeck und Schmid spezifiziert die möglichen Wirkmechanismen, die für den Einfluss der Sportaktivität auf das soziale Wohlbefinden verantwortlich sein könnten. Dabei spielt die uns interessierende *allgemeine soziale Unterstützung* als Mediator eine zentrale Rolle. Aufseiten der Sportaktivität ist zunächst festzuhalten, dass es hier vor allem um den sozialen Sport geht, der in einer Gruppe (z. B. Lauftreff) oder im Verein (z. B. Tennisclub) betrieben wird. Einsames Joggen scheidet demnach als Einflussgröße auf die soziale Unterstützung und das soziale Wohlbefinden aus. Mit anderen Menschen ausgeübter Sport – so Sudeck und Schmid (Sudeck und Schmid 2012) – ist per se eine Form der *sozialen Integration,* die das Potenzial besitzt, die allgemeine soziale Unterstützung zu stärken. Dort, wo Menschen zusammen sind, können Beziehungen

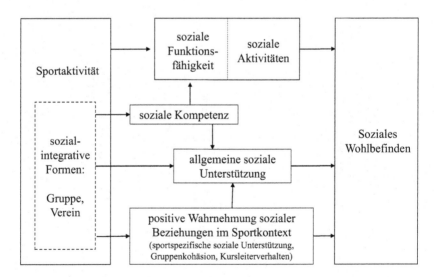

Abb. 4.2 Hypothetische Wirkpfade von Sportaktivität auf das soziale Wohlbefinden (aus: Sudeck und Schmid 2012, S. 62)

und Freundschaften entstehen, die zu gegenseitiger Hilfestellung und Unterstützung führen. Daneben vermittelt der Sport aber auch spezifische soziale Erfahrungen *(positive Wahrnehmung sozialer Beziehungen im Sportkontext),* die über das bloße Zusammensein mit anderen Menschen hinausgehen. Dazu zählen Erlebnisse der gegenseitigen sportspezifischen Unterstützung (z. B. Ermutigung, Trost, Verständnis, Vorbildanreize, Impulse zum Mitmachen, praktische Informationen; Wagner 2000), aber auch – im Mannschaftssport – Erlebnisse der Gruppenzugehörigkeit und des Gruppenzusammenhalts (Lau und Stoll 2007). Die über diese Erlebnisse entstehenden Bekanntschaften und Freundschaften können über den Sport hinaus an Bedeutung gewinnen und zu einer Stärkung der allgemeinen sozialen Unterstützung beitragen. Diese wird aber auch noch über einen anderen Wirkpfad beeinflusst, nämlich über die *soziale Kompetenz.* Sporttreiben zusammen mit anderen Menschen – so die These vor allem der Sportpädagogen (z. B. Sygusch 2007) – fördert die interpersonellen Kompetenzen und damit letztlich auch die Fähigkeit zur Mobilisierung allgemeiner sozialer Unterstützung, wenn diese benötigt wird.

Das hier nur auszugsweise vorgestellte Modell von Sudeck und Schmid (Sudeck und Schmid 2012) basiert im Wesentlichen auf Plausibilitätsannahmen und Augenscheinvalidität. Studien, die die Auswirkungen des Sporttreibens auf die allgemeine soziale Unterstützung thematisieren, gibt es überraschend wenige (der entgegengesetzte Effekt der sozialen Unterstützung auf die Sportteilnahme ist hingegen oft untersucht worden). Bei den wenigen Studien zum Effekt des Sports auf die allgemeine soziale Unterstützung handelt es sich ausnahmslos um Querschnittsstudien, die die Frage nach der Kausalitätsrichtung offenlassen (z. B. Hassmen et al. 2000; Motl et al. 2009; Tietjens 2001; Vance et al. 2005). Längsschnittliche Evidenz liegt zurzeit nur indirekt vor, und zwar aus Untersuchungen zum Zusammenhang zwischen Sportteilnahme und dem *sozialen Wohlbefinden* (Gillison et al. 2009). So fanden zum Beispiel Ku, Fox, Liao, Sun und Chen (Ku et al. 2016) in einer Stichprobe von 295 älteren Taiwanesen, dass das Ausmaß der körperlichen Aktivität die Änderung des sozialen Wohlbefindens 18 Monate später signifikant vorhersagte. Soziales Wohlbefinden ist allerdings – wie oben festgestellt – nur ein indirekter Indikator für das Vorliegen der allgemeinen sozialen Unterstützung. Längsschnittstudien – auch feldexperimenteller Art – zu den Effekten des Sports auf die allgemeine soziale Unterstützung wären dringend nötig.

Stressregulation durch Reaktionsverringerung

5

Während die beiden zuvor beschriebenen stressregulativen Wirkweisen im Bereich der Stressentstehung angesiedelt sind, ist die reaktionsverringernde Wirkweise (Pfad 3 in Abb. 2.1) im Bereich der Stressbewältigung zu verorten. Bei der Reaktionsverringerung wird angenommen, dass durch körperliche Aktivität die biologischen und psychologischen Stressreaktionen reduziert und damit deren gesundheitsschädlichen Auswirkungen abgepuffert werden können. Oben im Abschn. 5.2 sind zwei unterschiedliche Mechanismen der Reaktionsverringerung identifiziert worden: der *Abmilderungs-Mechanismus* (die Stressreaktion wird von vorneherein abgedämpft und tritt gar nicht erst voll in Erscheinung) und der *Ausgleichs-Mechanismus* (die Stressreaktion tritt zunächst voll auf, wird dann aber durch die Sportaktivität verringert bzw. ausgeglichen). Es wurde vermutet, dass die abmildernde Wirkung eher bei den akuten und die ausgleichende Wirkung eher bei den chronischen Stressreaktionen auftritt. Nachfolgend soll die reaktionsverringernde Wirkweise von Sport und Bewegung auf der kognitiven, affektiven, behavioralen und biologischen Ebene genauer betrachtet werden.

5.1 Verringerung kognitiver Stressreaktionen

Menschen unter Stress verändern ihr Denken: sie entwickeln dysfunktionale Gedanken („Ich schaffe das nie"), Denkblockaden oder ein völliges „Blackout". Zu diesen kognitiven Stressreaktionen zählen auch die „zirkulären Gedanken". Gemeint ist damit das endlose, wenig zielführende Grübeln über immer die gleichen Dinge (Rumination). Es fällt schwer, an etwas anderes zu denken und sich auf andere Dinge zu konzentrieren. Aus verschiedenen Studien ist bekannt, dass körperliche Aktivität dabei helfen kann, aus diesen Grübelschleifen wenigstens

© Springer Fachmedien Wiesbaden GmbH, ein Teil von Springer Nature 2020
M. Gerber und R. Fuchs, *Stressregulation durch Sport und Bewegung,* essentials,
https://doi.org/10.1007/978-3-658-29680-3_5

eine Zeit lang herauszukommen (Breus und O'Connor 1998; Puterman et al. 2011). In der Literatur wird hier vom *Timeout-Effekt* des Sports oder auch von der *Distraktions-Hypothese* gesprochen (Buckworth et al. 2013). Manche Autoren sind der Meinung, dass die stressregulierende Wirkung der körperlichen Aktivität in der Hauptsache darin besteht, den Menschen dabei zu helfen, den Kopf frei zu bekommen und zumindest für kurze Zeit die Sorgen und Nöte zu vergessen (Distraktion), um dadurch dem „psychischen Apparat" eine Erholungspause zu gönnen. Im Einklang hiermit gaben Befragte in einer von Bellows-Riecken, Mark und Rhodes (Bellows-Riecken et al. 2013) durchgeführten Studie über Gründe zur Sportteilnahme an, Sport zu treiben, um sich vom täglichen Stress abzulenken.

5.2   Verringerung affektiver Stressreaktionen

Auch die affektive Wirkweise der körperlichen Aktivität zählt zum Bereich des palliativ-regenerativen Copings. Angenommen wird, dass durch Sport und Bewegung stressbedingte Affekte, Stimmungslagen bzw. Emotionen in ihrer Stärke und Dauer verringert werden können (vgl. Ekkekakis 2012). Lazarus und Folkman (Lazarus und Folkman 1984) sprechen hier von emotionszentrierter Bewältigung *(emotion-focused coping)*, die immer dann vorliegt, wenn Menschen darum bemüht sind, mit den durch Stress hervorgerufenen negativen Stimmungslagen und Gefühlen fertig zu werden bzw. sie für sich erträglicher zu machen. Die Beeinflussbarkeit affektiver Zustände durch körperliche Aktivität ist insbesondere im Hinblick auf Stimmungslagen, Depression und Angst untersucht worden.

Stimmungslagen
Dass sich durch körperliche Aktivität die aktuelle Stimmungslage (mood state) beeinflussen lässt, ist mittlerweile gut belegt (im Überblick: Schlicht und Reicherz 2012). Vor allem Studien auf der Basis des *Momentary Ecological Assessments* (EMA), bei denen das Zusammenspiel von Stimmungslage und körperlicher Aktivität unmittelbar im Alltag erfasst wird, liefern hier aufschlussreiche Ergebnisse. Unter Verwendung der EMA-Methodik zeigten z. B. Schwerdtfeger, Eberhard und Chmitorz (Schwerdtfeger et al. 2008), dass körperliche Aktivität nur die positiven Stimmungen, nicht aber die negativen Stimmungen ihrer studentischen Probanden beeinflussen konnte. In einer EMA-Studie mit Menschen jenseits des 50. Lebensjahrs fanden Kanning und Schlicht (Kanning und Schlicht 2010), dass sich die Probanden unmittelbar im Anschluss an körperlich-aktive Alltagsepisoden wacher, entspannter und zufriedener fühlten als nach körperlich-inaktiven Episoden.

Schöndube, Kanning und Fuchs (Schöndube et al. 2016) zeigten in einer 20-tägigen EMA-Studie mit 60 Studierenden, dass (a) eine gute Stimmungslage generell mit der Dauer des Sporttreibens positiv assoziiert war, und (b) dass sich die Probanden speziell am Abend umso zufriedener und wohler fühlten, je mehr Sportaktivität sie tagsüber ausgeübt hatten. Insgesamt gesehen können die stimmungsverbessernden Effekte der körperlichen Aktivität (Zwei-Variablen-Zusammenhang) als gut belegt gelten. Wie aber wirkt körperliche Aktivität auf die Stimmungslage unter Stressbedingungen (Drei-Variablen-Zusammenhang)? Ist es tatsächlich so, dass Sport und Bewegung die negativen Auswirkungen von stressreichen Ereignissen und Bedingungen auf die Stimmungslage – im Sinne der Reaktionsverringerung – abzupuffern vermögen?

Dem Zusammenhang von Stress, Stimmungsveränderung und körperlicher Aktivität sind unter anderem Rimmele et al. (Rimmele et al. 2007) auf den Grund gegangen. Anders als in den oben zitierten EMA-Studien betrachteten sie aber nicht die Dynamik des Stressgeschehens auf der Ebene von Tag-zu-Tag-Analysen. Vielmehr wurde unter standardisierten Laborbedingungen danach gefragt, ob regelmäßig Sporttreibende in einer künstlich induzierten Stresssituation (*Trier Social Stress Test,* TSST) auf der Stimmungsebene (*Multidimensionaler Befindlichkeitsbogen*) anders reagieren als Nicht-Sporttreibende. Im Ergebnis zeigte sich, dass die sportlich trainierten Männer unter Stress eine geringere Verschlechterung ihrer Stimmung erlebten als untrainierte Männer. Einschränkend muss hier allerdings festgestellt werden, dass dieses Ergebnis in anderen Stichproben nicht repliziert werden konnte (z. B. Klaperski et al. 2013). In einer weiteren Laborstudie wurde nicht der Effekt der habituellen, sondern der akuten körperlichen Aktivität auf die Stimmungsveränderungen unter Stress beobachtet (Zschucke et al. 2015). Hier zeigte sich, dass die durch die akute Aktivität (auf dem Laufband) hervorgerufenen Stimmungsverbesserungen nicht dazu in der Lage waren, die Stimmungsverschlechterungen nach der Stressinduktion (mit der *Montreal Imaging Stress Task,* MIST) „abzupuffern". Im Gegenteil, die Applikation des MIST machte alle zuvor durch die körperliche Aktivität erzielten Befindlichkeitsverbesserungen wieder zunichte. Offenbar ist eine Verringerung der affektiven Stressreaktionen durch körperliche Aktivität zumindest auf der Ebene von Stimmungslagen nicht ohne Weiteres nachweisbar.

Insgesamt gesehen können zwar die positiven Effekte von Sport und Bewegung auf die Stimmungslage (mood state) als gut belegt gelten; unklar ist aber, wie groß das stimmungsverbessernde Potenzial der akuten bzw. habituellen körperlichen Aktivität *unter Stress* ist. Dazu sind weitere EMA-Studien mit guter ökologischer, aber auch experimentelle Laborstudien mit guter interner Validität nötig.

Depression

Depressive Störungen lassen sich durch Sport und Bewegung verringern (im Überblick: Hautzinger und Wolf 2012). Besondere Beachtung verdient hier die methodisch anspruchsvolle, 12-wöchige RCT-Studie von Dunn, Trivedi, Kampert, Clark und Chambliss (2005), die die antidepressive Wirkung unterschiedlicher Intensitäten und Häufigkeiten des aeroben Ausdauertrainings im Labor untersuchten. Dabei zeigte sich, dass es weniger darauf ankommt, wie oft man pro Woche trainiert (3- oder 5-mal), sondern wie intensiv das Training betrieben wird. Bei einer Dosierung von 17,5 kcal/kg Körpergewicht/Woche war der antidepressive Effekt des Trainings signifikant stärker als bei einer Dosierung, die nur bei 7 kcal/kg Körpergewicht/Woche lag. Die Studie von Dunn und ihren Kollegen (2005) belegt, dass durch körperliche Aktivität eine substanzielle Reduktion der depressiven Symptomatik erzielt werden kann, dass es dabei aber auf die richtige Dosis ankommt. „Ein wenig Spazierengehen" würde demnach – zumindest bei depressiven Patienten – nicht ausreichen, um in den Genuss der stimmungsaufhellenden Wirkung der körperlichen Aktivität zu gelangen.

Dass körperliche Aktivität bei Depression in einem ähnlichen Maße wirksam sein kann wie eine medikamentöse Therapie, ist in einer Untersuchung von Blumenthal et al. (Blumenthal et al. 2007) gezeigt worden. Die Probanden wurden nach dem Zufallsprinzip in vier Gruppen aufgeteilt. Die erste Gruppe absolvierte ein angeleitetes Ausdauertraining auf dem Laufband. Dabei liefen die Teilnehmer dreimal pro Woche mit 70 bis 85 % der maximalen Herzfrequenz. Die zweite Gruppe trainierte genau wie die erste Gruppe, jedoch zu Hause und ohne Aufsicht. Die Probanden der dritten Gruppe erhielten ein Antidepressivum, die der vierten Gruppe ein Placebo-Medikament. Nach 16 Wochen zeigte sich, dass die depressive Symptomatik in den drei Treatmentgruppen (Gruppe 1–3) stärker rückläufig war als in der Placebogruppe: Beim angeleiteten Training (Gruppe 1) betrug die Remissionsrate 45 %, beim Heim-Training (Gruppe 2) 40 %, bei der Medikamenteneinnahme (Gruppe 3) 47 % und bei der Placeboeinnahme (Gruppe 4) lediglich 31 %. Interessant ist hier, dass der antidepressive Effekt der angeleiteten Trainingsgruppe fast genauso stark war wie in der Medikamentengruppe. Dieses Ergebnis legt die Schlussfolgerung nahe, dass körperliche Aktivität – ohne gleichzeitige Gabe von Medikamenten – nach vier Monaten depressive Symptome in einem vergleichbaren Ausmaß zu reduzieren vermag wie eine psychopharmakologische Behandlung.

Die Forschungslage insgesamt betrachtend kommen Hautzinger und Wolf (Hautzinger und Wolf 2012), auch unter Einbezug der Ergebnisse aus Metaanalysen, zu der Schlussfolgerung, dass durch moderat-intensives Ausdauertraining sowohl bei Gesunden als auch bei Patienten mit depressiver Symptomatik substanzielle stimmungsaufhellende Effekte erzielt werden können. Wie stark diese sind, und von welchen Bedingungen diese im Einzelnen moderiert werden, „ist noch nicht wirklich geklärt" (Hautzinger und Wolf 2012, S. 181).

Angst
Dass sich durch Sport und Bewegung Anspannungen bzw. Ängste abbauen lassen, ist im Alltagsbewusstsein der Menschen gut repräsentiert, etwa wenn gesagt wird: „Ich brauche den Sport als Ausgleich, um meine innere Anspannungen abzubauen". In einer Vielzahl von Studien sind die Effekte des Sporttreibens auf das Spannungs- bzw. Angsterleben untersucht worden (im Überblick: Schwerdtfeger 2012). Bei der Untersuchung der angstreduzierenden Wirkung der körperlichen Aktivität ist es sinnvoll, drei Unterscheidungen zu treffen, nämlich die Unterscheidung zwischen akuter und chronischer körperlicher Aktivität, zwischen Zustands- und Eigenschaftsangst, und zwischen Gesunden und Angstpatienten. Auf der Grundlage dieser Differenzierungen lässt sich die Forschungslage zur angstreduzierenden Wirkung der körperlichen Aktivität systematischer betrachten. Untersucht wurden unter anderem die folgenden Effekte: (a) *Effekte der akuten körperlichen Aktivität auf die Zustandsangst bei Gesunden.* Hier zeigte sich, dass durch Sporttreiben von etwa 20- bis 30-minütiger Dauer die aktuell vorliegende Zustandsangst (state anxiety) signifikant reduziert werden kann, und dass dieser Effekt auch noch 60 bis 90 min nach der Aktivität nachweisbar ist (z. B. Cox et al. 2004). (b) *Effekte der chronischen körperlichen Aktivität auf die Eigenschaftsangst bei Gesunden.* Die Wirkung des längerfristigen, regelmäßigen Sporttreibens auf die Eigenschaftsangst (trait anxiety) ist methodisch schwerer nachweisbar, da sich relativ stabile Personenmerkmale wie die Eigenschaftsangst bzw. Ängstlichkeit nicht leicht verändern lassen. Wenn in Längsschnittstudien Veränderungen der Eigenschaftsangst gefunden werden, bleibt oft unklar, inwieweit diese Modifikationen tatsächlich auf Sport und Bewegung zurückgeführt werden können (im Überblick: Utschig et al. 2013). (c) *Effekte der chronischen körperlichen Aktivität bei Angstpatienten.* Eine der bis heute wichtigsten Studien in diesem Bereich stammt von Broocks et al. (Broocks et al. 1998). In einer randomisiert kontrollierten Studie wurde der Effekt eines 10-wöchigen aeroben Ausdauerprogramms auf die Angstsymptomatik bei 46 Panikpatienten untersucht. Verglichen wurde das Bewegungsprogramm mit einer Psychopharmaka-Therapie (Clomipramin) und der Vergabe von Placebotabletten. Im Vergleich zur Placebo-

bedingung führte sowohl die Clomipramin-Therapie als auch das Bewegungsprogramm zu einer signifikanten Reduktion der Angstsymptomatik. Bei Behandlung mit Clomipramin kam es allerdings zu weniger Dropouts, die angstlösende Wirkung stellte sich früher ein und war auch stärker als beim Bewegungsprogramm. Trotzdem, die Studie von Broocks und seinen Kollegen zeigt, dass mit körperlicher Aktivität selbst bei starken Panikstörungen eine substanzielle Linderung der Leiden erzielt werden kann; aufgrund der Vielzahl klinischer Angststörungen ist es jedoch unklar, inwieweit dieses Ergebnis auch auf andere Angststörungen verallgemeinert werden kann.

Insgesamt kommt Schwerdtfeger (Schwerdtfeger 2012) in seinem Review zu dem Ergebnis, dass durch Sport und Bewegung sowohl kurzfristig akute Angstzustände als auch längerfristig chronische Ängstlichkeit verringert werden können. Sportprogramme sollten mindestens 20–30 min je Einheit dauern, aerobes Training umfassen und von moderater bis hoher Intensität sein. Zu intensives Training, so Schwerdtfeger weiter, könne hingegen die angstmindernde Wirkung der körperlichen Aktivität unterminieren.

5.3   Verringerung behavioraler Stressreaktionen

Stressreaktionen lassen sich auch auf der Verhaltensebene beobachten. So ist z. B. festzustellen, dass Menschen in Stresssituationen nachts schlechter schlafen (Schlafverhalten) oder den Appetit verlieren und kaum noch etwas essen (Essverhalten). Die reaktionsverringernde Wirkung von Sport und Bewegung auf solche behavioralen Stressreaktionen sind bislang kaum untersucht worden. Dabei geht es – etwa beim Schlafverhalten – nicht einfach nur darum zu zeigen, dass körperlich aktive Personen nachts besser schlafen als nicht-aktive Vergleichspersonen. Das ist in einer Vielzahl von Studien mittlerweile gut nachgewiesen worden (Kredlow et al. 2015). Vielmehr geht es darum aufzuzeigen, dass körperlich aktive Personen *unter Stressbedingungen* besser schlafen als ihre nicht-aktiven Vergleichspersonen. Oder im Sinne der Stresspuffer-Hypothese formuliert: Stimmt es, dass körperliche Aktivität die negativen Auswirkungen von Stress auf das Schlafverhalten abzupuffern vermag? Ein Blick in die Schlafforschung zeigt, dass das Zusammenspiel von Stress, körperlicher Aktivität und Schlaf noch wenig erforscht wurde (Brand 2018). Einen ersten Einblick in dieses Zusammenspiel liefert die Studie von Gerber, Brand, Herrmann, Colledge, Holsboer-Trachsler und Pühse (Gerber et al. 2014). Untersucht wurden 42 Studierende, bei denen das Ausmaß der intensiven körperlichen Aktivität per Akzelerometer, das Stresserleben mit der Perceived

Stress Scale und die subjektive Schlafqualität mit dem Insomnia Severity Index gemessen wurden. Von Interesse sind hier die Ergebnisse zur Frage, inwieweit körperliche Aktivität die Beziehung zwischen Stresserleben und Schlafqualität zu moderieren vermag. Das Ergebnis ist in Abb. 5.1 wiedergegeben.

Der in Abb. 5.1 graphisch dargestellte Moderatoreffekt (Stress x intensive körperliche Aktivität) ist zwar nicht signifikant ($p = {,}092$), von der Tendenz her aber bestätigt er die Stresspufferwirkung der körperlichen Aktivität: Bei niedrigem Stresserleben macht das Ausmaß der intensiven körperlichen Aktivität im Hinblick auf die Schlafqualität *(Insomnia Severity Index)* keinen Unterschied. Ist das Stresserleben dagegen hoch, dann klagen die Personen mit unzureichendem Aktivitätslevel über deutlich mehr Schlafprobleme als diejenigen

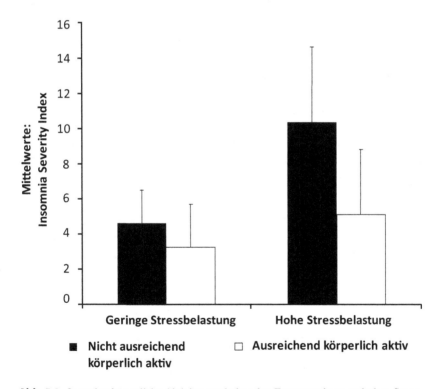

Abb. 5.1 Intensive körperliche Aktivität moderiert den Zusammenhang zwischen Stresserleben und Schlafqualität *(Insomnia Severity Index)* (aus: Gerber et al. 2014, S. 22)

mit hohem Aktivitätslevel. Intensive körperliche Aktivität scheint hier also die negativen Effekte von Stress auf die Schlafqualität abzupuffern. Sport und Bewegung, so machen diese Ergebnisse exemplarisch am Beispiel des Schlafverhaltens deutlich, können auch auf der behavioralen Ebene eine Verringerung der Stressreaktionen bewirken.

5.4   Verringerung biologischer Stressreaktionen

Schließlich können Sport und Bewegung auch auf der biologischen Ebene eine stressregulative Wirkung haben. Angenommen wird beispielsweise, dass trainierte Personen oder Personen mit einem körperlich aktiven Lebensstil eine reduzierte physiologische Antwort zeigen, wenn sie mit stressreichen Belastungsreizen konfrontiert werden (z. B. reduzierter Blutdruck, geringere Ausschüttung von Katecholaminen und Kortisol). Die Annahme einer stressmildernden Wirkung beruht in diesem Falle auf der Erkenntnis, dass eine überhöhte Reaktivität oder eine verlangsamte Regeneration bei Stress mit der Entstehung vielfältiger körperlicher und psychischer Erkrankungen assoziiert ist, wohingegen Sport und Bewegung den meisten dieser Krankheiten entgegenwirken.

Um die Plausibilität dieser Annahme zu prüfen, ist ein Grundverständnis erforderlich, wie der menschliche Organismus unter Stress funktioniert. Den biologischen Stressreaktionen wird deshalb in diesem Buch ein separates Kapitel gewidmet, um die wichtigsten Grundlagen der physiologischen Stressregulationssysteme zu erörtern.

Physiologische Wirkmechanismen von Sport und Bewegung unter Stress

Stress kann im weitesten Sinne als ein Gleichgewichtskonzept verstanden werden, dessen Status Quo (Homöostase) durch eine Unter- bzw. Überstimulierung des Organismus gestört und durch Anpassungsprozesse ausgeglichen werden kann. Mit anderen Worten kommt es bei Stress infolge von äußeren oder inneren Anforderungen (Reizkonstellationen) zu spezifischen (z. B. Verengung der Blutgefäße bei Kälte) oder unspezifischen Reaktionen (z. B. Vergrößerung der Nebennierenrinden), die von subjektiven Bewertungsprozessen abhängen (Birbaumer und Schmidt 2006).

Die Ursprünge der modernen Stressforschung basieren auf reaktionsorientierten Stressmodellen. Eine zentrale Erkenntnis besteht darin, dass Reaktionen auf Stressoren eine vitale Funktion darstellen, um das innere Milieu des menschlichen Organismus konstant zu halten und den Körper auf Muskelarbeit vorzubereiten. Dementsprechend stellte Cannon (Cannon 1914) schon anfangs des 20. Jahrhunderts fest, dass der Organismus als erste Antwort auf einen bedrohlichen Reiz über die Drüsen- und Nervenaktivität mit einer zweifachen, unspezifischen Stressreaktion antwortet, d. h. es wird entweder eine Kampf- oder eine Fluchtreaktion eingeleitet ('Fight- or Flight-Syndrom'). Wenig später kam auch Selye (Seyle 1936) basierend auf Tierversuchen zur Einsicht, dass durch unterschiedliche Stressreize (z. B. Hitze oder Kälte, erzwungene Immobilisierung, intensive körperliche Aktivität) eine unspezifische Stressreaktion hervorgerufen wird (z. B. Freisetzung von Katecholaminen und Kortikosteroiden). Typische (unspezifische) Symptome im Sinne einer 'Triade des Stresses' sind bei Tieren eine Thymusschrumpfung, eine Vergrößerung der Nebennierenrinden sowie Blutungen im Magen und Zwölffingerdarm. Diese Erkenntnis führte Selye zur Annahme, es existierten Anpassungskrankheiten, die eine gemeinsame endokrine Grundlage aufweisen und damit auch beim Menschen an der Entstehung vieler unterschiedlicher Erkrankungen beteiligt sind.

© Springer Fachmedien Wiesbaden GmbH, ein Teil von Springer Nature 2020
M. Gerber und R. Fuchs, *Stressregulation durch Sport und Bewegung,* essentials,
https://doi.org/10.1007/978-3-658-29680-3_6

Selye unterschied dabei ein ‚allgemeines' und ‚lokales' Adaptationssyndrom, wobei ersteres zu allgemeinen Anpassungen führt, letzteres hingegen auf den direkten Einwirkungsort eines Reizes beschränkt bleibt. Spätere Arbeiten deuteten indes darauf hin, dass Stressreaktionen auf spezifische Stressoren häufig spezifischer ausfallen als erwartet, und dass unspezifische Reaktionen vor allem dann auftreten, wenn ein Stressor eine bestimmte Intensität überschreitet (Chrousos und Gold 1992).

6.1 Physiologische Stressregulationssysteme

Das innere Gleichgewicht des Organismus basiert im Wesentlichen auf einem geschlossenen Regelkreis, durch den Störungen einer Regelgröße automatisch korrigiert werden. Dementsprechend wird auch bei Stress eine komplexe physiologische Reaktionskette in Gang gesetzt (vgl. von Dawans und Heinrichs 2018), an der mehrere physiologische Systeme beteiligt sind, die teilweise synergistisch zusammenwirken (Chrousos und Gold 1992). Insbesondere das neurale und endokrine System stellen zwei leistungsfähige Informations-, Koordinations- und Steuerungssysteme dar, mit denen der menschliche Organismus bei Stress die Muskel-, Sekretions- und Stoffwechselaktivität anpassen kann. Im Vergleich zu den nerval gesteuerten Prozessen verläuft die endokrine Stressregulation weniger schnell, hat dafür Dauerwirkung und trägt zur globalen Steuerung der Zellfunktion bei. Die weitreichenden Effekte des Hormonsystems führen außerdem dazu, dass stressreiche Belastungen auch über die Präsenzzeit eines Stressors wirksam bleiben können (Sothmann et al. 1996).

Wird eine Person mit einer Stresssituation konfrontiert, werden über die verschiedenen Sinne die als bedrohlich wahrgenommenen Reize im limbischen System (z. B. Amygdala) registriert, wodurch im Hypothalamus eine Reaktion in Gang gesetzt wird. Insbesondere werden mehrere Hypothalamus Releasing-Hormone synthetisiert und freigesetzt, die die Hypophysenaktivität stimulieren oder hemmen (Strahler und Klumbies 2012).

Im Hinblick auf die *nerval gesteuerte Stressreaktion* kommt dem vegetativen Nervensystem (auch viszerales oder autonomes Nervensystem) eine zentrale Bedeutung zu. Es koordiniert die Tätigkeit der inneren Organe, stimmt angesichts stressreicher Belastungen deren Aktivität auf die Bedürfnisse des Gesamtorganismus ab und versucht, das innere Milieu des Organismus konstant zu halten. Es kann ein zentrales und ein peripheres vegetatives Nervensystem unterschieden werden (Suay und Salvador 2012).

Das *zentrale vegetative Nervensystem* ist im Gehirn und Rückenmark lokalisiert. Es steuert das periphere vegetative Nervensystem, indem die Leistungen des Sympathikus und Parasympathikus aufeinander abgestimmt werden. Das *periphere vegetative Nervensystem* setzt sich aus dem Sympathikus, dem Parasympathikus sowie dem Darmnervensystem zusammen. Das *sympathische Nervensystem* enthält gleichzeitig eine nervale und in Form der Plasma-Katecholamine (Noradrenalin und Adrenalin) eine endokrine Komponente (Foley und Kirschbaum 2010). Das sympathische Nervensystem besteht aus Nervenfasern, die zur glatten Muskulatur aller Organe (Gefäße, Eingeweide, Ausscheidungsorgane, Lunge, Haare, Pupillen), zur quergestreiften Herzmuskulatur sowie zu den endokrinen und den exokrinen Drüsen hinführen. Die höchste Dichte an sympathischen Fasern findet sich in der glatten Muskulatur der Blutgefäße, wohingegen die Skelettmuskulatur durch das sympathische Nervensystem nicht direkt innerviert wird. Im Gegensatz zum Sympathikus hat das *parasympathische Nervensystem* eine antagonistische Funktion und ist im Organismus für Ruhe und Regeneration zuständig.

Bei Stress wird im Nebennierenmark ein Gemisch von 85 % Adrenalin und 15 % Noradrenalin ausgeschüttet (Schoder et al. 2000). Die Sekretion kann bei emotionalem Stress ein Vielfaches des Ruhezustandes betragen. Die Reaktionen fallen im Normalfall umso höher aus, je unbekannter ein bestimmter Stressreiz ist. *Katecholamine* können mit verschiedenen adrenergen Rezeptoren binden und je nach Typus eine stimulierende oder hemmende Wirkung entfalten (Foley und Kirschbaum 2010).

Durch eine stressbedingte Aktivierung des sympathischen Nervensystems wird simultan eine Reihe von Veränderungen im Herzkreislaufsystem, in der Atmung und Lungenfunktion sowie der Tätigkeit von Nieren und Magen-Darm-System ausgelöst. Beispielsweise sind ein Anstieg des Blutdrucks und der Herzrate, eine Reduktion der Herzratenvariabilität (HRV), eine Erweiterung der Lungen, gesteigerte Reflexe, eine erhöhte visuelle Sensitivität sowie ein gesteigerter Blutfluss zu den Muskeln zu beobachten (Hamer et al. 2006). Gleichzeitig wird durch Adrenalin der Zuckerhaushalt beeinflusst, um den Organismus mit der für eine Flucht- oder Kampfreaktion notwendigen Energie zu versorgen (Tsigos und Chrousos 2002). Aus einer Public Health Perspektive gesehen beruht die Bedeutsamkeit einer erhöhten nerval gesteuerten Stressreaktivität darauf, dass eine hohe kardiovaskuläre Reaktivität auf akute Stresssituationen mit einem gesteigerten Risiko für spätere kardiovaskuläre Erkrankungen in Verbindung steht (z. B. Chida und Steptoe 2010). Dies lässt sich damit begründen, dass aufgrund einer wiederholten akuten Stressreaktion infolge von chronischem Stress die damit verbundene ‚allostatische‘ Belastung Veränderungen in den verschiedenen Stresssystemen

hervorruft, die ihrerseits an der Entstehung von chronisch-degenerativen Krankheiten beteiligt sind (Juster et al. 2010). Im Gegensatz dazu ist eine schnelle
Stressregeneration als Schutzfaktor vor chronisch-degenerativen Erkrankungen zu
verstehen (Schuler und O'Brien 1997).

Im Hinblick auf die hormonal gesteuerte Stressreaktion kommt der
Hypothalamus-Hypophysen-Nebennieren-Achse (HPA-Achse) eine zentrale
Bedeutung zu (Tsigos und Chrousos 2002). Sie reguliert die Produktion und Frei-
setzung von Kortikosteroiden aus der Nebennierenrinde. Bei intensiven und länger
anhaltenden Stressbelastungen kommt es im Hypothalamus zur Freisetzung des
Corticotropin Releasing Factors (CRF) aus dem Nucleus paraventricularis. Dieses
Hormon wird über ein eigenes Gefäßsystem zur Hypophyse weitergeleitet, wo es
zusammen mit *Arginin Vasopressin (AVP)* die Abgabe des *adrenokortikotropen
Hormons (ACTH)* in den Blutkreislauf initiiert. Darauf wird das ACTH über den
allgemeinen Blutkreislauf zur Nebenniere transportiert, wo es die Sekretion des
Hormons *Kortisol* anregt.

Im Blut ist Kortisol mehrheitlich an Bindungsproteine gebunden und nur
1–10 % treten in biologisch aktiver Form auf (Strahler und Klumbies 2012; Suay
und Salvador 2012). Da praktisch alle Körperzellen mit Glukokortikoid-Rezeptoren
ausgestattet sind, führt Kortisol zu einer Vielzahl stressbedingter Anpassungs-
reaktionen. Bei angemessenen Bewältigungsversuchen sorgt eine negative Rück-
kopplung zu den übergeordneten Schaltstellen (Hypothalamus, Hypophyse) dafür,
dass die durch Kortisol ausgelösten Stressreaktionen nicht überborden.

Forscher konnten nachweisen, dass hohe Kortisolwerte infolge von
chronischem Stress mit einem erhöhten Auftreten gesundheitlicher Beein-
trächtigungen assoziiert sind (vgl. McEwen 2002b). Dazu gehören u. a. das meta-
bolische Syndrom, Diabetes, Bluthochdruck, Depressionen, Schlafstörungen
und Einschränkungen der kognitiven Leistungsfähigkeit (z. B. Bjorntorp 2001;
Holsboer 2000). Ebenso konnte nachgewiesen werden, dass eine hohe Kortisolreaktivität in experimentellen Stresstests mit einem größeren Risiko für Bluthochdruck (al'Absi und Wittmers 2003), Krebserkrankungen (Gold et al. 2003) oder
vermehrten psychischen Störungen (Alexander et al. 2009) in Verbindung steht.

6.2   Die Cross-Stressor-Adaptationshypothese

In der auf die Arbeiten von Selye (Selye 1956) zurückgehenden
Cross-Stressor-Adaptationshypothese wird angenommen, dass durch wiederholte
Erfahrungen mit einem ausreichend intensiven und andauernden Belastungsreiz in
einem Organismus gleichzeitig spezifische und unspezifische Anpassungsvorgänge

ausgelöst werden. Auch Sport und Bewegung stellen solche Belastungsreize dar. Im Sinne einer spezifischen Adaptation an einen Belastungsreiz ist anzunehmen, dass physisches Training vor allen Dingen bei Stressoren mit einem körperbezogenen Belastungselement zu einer reduzierten Reaktivität führt. Im Sinne einer unspezifischen Adaptation kann darüber hinaus erwartet werden, dass sich die Anpassungsprozesse auch bei sportfremden Belastungen zeigen (Sothmann 2006), wie etwa bei kognitiven Anforderungen (z. B. Arbeit unter Zeitdruck) oder bei Belastungen psychosozialer Natur (z. B. Auftritt vor einem Publikum).

Theoretisch scheint ein solcher Transfer plausibel, da trainingsbedingte Anpassungsprozesse zumeist zu gesamtheitlichen Veränderungen von Gewebestrukturen führen (z. B. des Herzens). Beim Vorliegen stressreicher Belastungen ist im Weiteren davon auszugehen, dass sich die Veränderung eines stressmodulierenden Teilsystems auf das Total aller an der Stressregulation beteiligten Systeme auswirkt, da diese in einer engen Wechselbeziehung stehen und über zusammenhängende Regelkreise miteinander verwoben sind. Anzufügen bleibt, dass sich ein Cross-Over Effekt sowohl in einer abgemilderten ('Habituation') als auch in einer verstärkten Reaktion ('Sensitization') äußern kann, wobei die Habituation einem Gewöhnungs- bzw. Trainingseffekt, die Sensitization einer Sensibilisierung entspricht, die bei intensiven oder neuen Stressreizen eine erhöhte Reaktivität ermöglicht. Letztere lässt sich dadurch erklären, dass bei chronischer Exposition mit einem Stressor kritische Neurotransmitter gespeichert werden, die bei gewohnten Belastungsreizen unangetastet bleiben, dafür aber bei ungewohnten Belastungen freigesetzt werden. Denkbar ist auch, dass bei neuartigen und starken Reizen durch sportliches Training die Maximalkapazität der Stressreaktion nach oben reguliert wird, während gleichzeitig bei submaximalen und bekannten Belastungskonfigurationen deren Effizienz zunimmt (Sothmann 2006).

Vor dem Hintergrund einer möglichen unspezifischen Anpassungsreaktion konnten Forscher nachweisen, dass während einzelner Sportepisoden die Ruhehomöostase tatsächlich aufgebrochen wird (Dishman und Jackson 2000), und die an der Stressregulation beteiligten Systeme in erheblichem Masse aktiviert werden. So wurde beispielsweise beobachtet, dass bei körperlichen Maximalbelastungen die Plasmakonzentration von Noradrenalin und Adrenalin bis um das 50-fache ansteigt. Die Zunahme des Adrenalin- und Noradrenalingehalts im Blutplasma deutet darauf hin, dass sportliche Aktivität einen stresshaften Reiz darstellt, der vom Organismus eine erhebliche Anpassungsleistung erfordert. Damit ist im Hinblick auf die Plausibilität der Cross-Stressor-Adaptationshypothese eine wesentliche Grundvoraussetzung erfüllt. Ebenso konnte in Forschungsarbeiten nachgewiesen werden, dass der Anstieg des Noradrenalingehalts im Plasma unter körperlicher

Belastung mit steigendem Trainingszustand abnimmt. Letzteres kann als Indiz für die Gültigkeit der oben formulierten Hypothese verstanden werden, dass durch körperliches Training der Schwellenwert, bei dem eine Stressreaktion auftritt, nach oben korrigiert wird. Ferner ließ sich nachweisen, dass trainierte Personen unter Maximalbelastung im Sinne einer Sensibilisierung eine gesteigerte Katecholaminausschüttung aufweisen (Dishman und Jackson 2000; Sothmann et al. 1996).

Ähnliche Befunde zeigen sich im Hinblick auf die endokrine Stressreaktivität. Bei körperlichen Ausdauerbelastungen ergibt sich mit zunehmender Intensität und Dauer ein Anstieg der ACTH- und Kortisolkonzentration, wobei eine bestimmte Mindestintensität erreicht sein muss (Hill et al. 2008). Bei submaximaler Belastung führt sportliches Training bereits nach wenigen Wochen zu einer geringeren ACTH- und Kortisolsekretion (Dishman und Jackson 2000; Sothmann 2006). Infolge eines ausgiebigen Lauftrainings kann die Kortisolkonzentration im Blut fast zwei Stunden erhöht bleiben (Duclos et al. 1997). Zudem zeigt sich bei trainierten Personen nach Beendigung einer Trainingsepisode eine schnellere Normalisierung der Kortisolkonzentration (Rudolph und McAuley 1995).

6.3 Gültigkeit der Cross-Stressor-Adaptationshypothese

Die Cross-Stressor-Adaptationshypothese wurde in einer Vielzahl an Untersuchungen getestet; meist querschnittliche Studien, in denen trainierte und untrainierte bzw. körperlich aktive und inaktive Personen verglichen wurden.

Die Interpretation des Forschungsstandes führt heute weiterhin zu Diskussionen. Dies liegt daran, dass mehrere Reviews und Metaanalysen zu abweichenden Schlussfolgerungen kamen (Forcier et al. 2006; Jackson und Dishman 2006; Sothmann 2006). Ebenfalls anzumerken ist, dass bislang fast keine Arbeiten mit spezifischen Risikogruppen (z. B. Personen mit Bluthochdruck oder psychischen Störungen) vorliegen, obschon davon auszugehen ist, dass diese Gruppen besonders stark von sportlicher Aktivität profitieren würden. Schließlich wurden in den meisten Interventionsstudien relativ kurze Trainingsprogramme (3–4 Monate) durchgeführt, mit denen sich zwar signifikante Verbesserungen der VO_2max erzielen lassen; andererseits bleiben die darin erreichten Fitnesswerte deutlich unter den Werten von Personen, die in Querschnittstudien als hoch-fit klassifiziert werden. Ferner ist bei Studien mit Menschen zu bedenken, dass diese aus ethischen Gründen nicht denselben, extremen Stressbelastungen ausgesetzt werden können wie Tiere (insbesondere nicht dauerhaft), und die Stressreaktivität in der Forschung am Menschen meist niedriger ausfällt bzw. es schwer ist, chronischen Stress zu simulieren. Bei Laborstressoren ist deshalb kritisch zu hinterfragen, ob und wie sehr diese für die Untersuchungspersonen subjektiv bedeutsam sind.

Dickerson und Kemeny (Dickerson und Kemeny 2004) zufolge führen Labortests mit sozial-evaluativem Charakter zu einer besonders robusten Stressreaktion. Ein Test, der sich vor diesem Hintergrund bewährt hat, ist der *Trier Social Stress Tests* (*TSST*: Kirschbaum et al. 1993). So zeigte sich, dass dieser Test im Vergleich zu anderen Laborstressoren zu einem zwei- bis dreifachen Anstieg der relevanten kardiorespiratorischen und endokrinen Indikatoren führt. Beim TSST wird ein Proband in einen Raum mit zwei bis drei Experten geführt. Dem Probanden wird aufgetragen, die Rolle eines Jobbewerbers einzunehmen, der zu einem persönlichen Vorstellungsgespräch mit der Firmenleitung eingeladen wurde. Nach einer kurzen Vorbereitungszeit (10 min) stehen ihm exakt fünf Minuten zur Verfügung, um die Manager von sich selbst überzeugen. Anschließend wird während fünf Minuten eine Kopfrechenaufgabe gelöst. Den Untersuchungsteilnehmenden wird mitgeteilt, die Manager seien speziell für die Evaluation non-verbalen Verhaltens geschult. Um die Stressbelastung zu erhöhen, wird den Teilnehmenden zudem suggeriert, das Gespräch würde auf Video und Tonband aufgezeichnet.

Sämtliche vorliegende Studien, in denen die Cross-Stressor-Adaptationshypothese mit dem TSST getestet wurde, wurden kürzlich in einem Review-Artikel von Mücke, Ludyga, Colledge und Gerber (Mücke et al. 2018) zusammengefasst. Insgesamt konnten 14 Studien identifiziert werden. Dabei zeigte sich, dass sich in 60 % der Studien bei Personen mit höherem Sportengagement bzw. höheren Fitnesswerten infolge des TSSTs ein niedriger Kortisolanstieg zeigte. In Abb. 6.1 ist dieses Befundmuster exemplarisch dargestellt, anhand einer Studie von Rimmele et al. (Rimmele et al. 2007) mit trainierten und untrainierten Studienteilnehmern. In dem Review von Mücke et al. war des Weiteren in rund 40 % der Studien eine reduzierte kardiovaskuläre Antwort (Herzfrequenz) zu beobachten, während sich in etwa der Hälfte der Studien günstigere affektive Reaktionen (z. B. Angst, Stressempfinden) nachweisen ließen. Die Aussagekraft dieser Studien wird allerdings dadurch eingeschränkt, dass sie primär auf den Befunden querschnittlicher Untersuchungen beruhen.

Bislang liegt erst eine randomisiert Kontrollgruppen-Studie vor. Darin untersuchten Klaperski, von Dawans, Heinrichs und Fuchs (Klaperski et al. 2014) die Effekte eines aeroben Ausdauertrainings auf die physiologischen Stressreaktionen (Herzfrequenz, Herzfrequenzvariabilität und Kortisol). Die $N = 96$ anfänglich *sportlich-inaktiven* Männer wurden per Zufall drei Bedingungen zugeordnet, und zwar einem 12-wöchigen Laufprogramm, einem Entspannungsprogramm oder einer

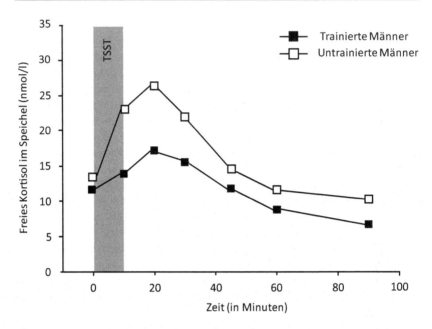

Abb. 6.1 Vergleich der Kortisolkonzentrationen im Speichel (Mittelwerte) zwischen trainierten und untrainierten Männern vor, während und nach dem Trier Social Stress Test (TSST) (aus: Rimmele et al. 2007)

Warte-Kontrollbedingung. Im Ergebnis zeigte sich, dass durch das Lauftraining tatsächlich die Stressreaktivität, nicht aber die Erholungsfähigkeit, in allen drei Parametern verringert werden konnte. Interessanterweise verbesserte das Entspannungsprogramm nur die Kortisolreaktivität, nicht aber die Reaktivität der Herzfrequenz und der Herzfrequenzvariabilität. In der Warte-Kontrollbedingung hatte sich die Stressreaktivität in den 12 Wochen nicht verändert. Insgesamt bestätigen die Ergebnisse die Cross-Stressor-Adaptationshypothese in Bezug auf die Stressreaktivität zumindest für die drei untersuchten Stressparameter. Sie legen aber auch die Schlussfolgerung nahe, dass Sportaktivität eine wenigstens gleich gute, vielleicht sogar bessere Maßnahme zur Stressbewältigung darstellt als das üblicherweise in den Stressmanagementprogrammen angewandte Entspannungstraining. Möglicherweise geht von körperlich aktiven Formen der Stressbewältigung eine größere Stresspufferwirkung aus als von körperlich eher passiven Formen.

Im Fazit lässt sich festhalten, dass neuere Studien, in denen Stress experimentell mithilfe des TSST induziert wurde und somit eine stärkere Stressreaktion provoziert werden konnte als mittels anderer Stresstests, die Gültigkeit der

Cross-Stressor-Adaptationshypothese mehrheitlich stützen, und zwar unabhängig vom Geschlecht und vom Alter der Teilnehmenden. Noch nicht abschließend geklärt sind die Dosis-Wirkungs-Beziehungen. Ebenfalls lässt sich nicht von der Hand weisen, dass es sich beim TSST um ein künstliches Stresserlebnis handelt, bei dem sich die emotionale Involviertheit im Vergleich zu Stresserfahrungen im wirklichen Leben möglicherweise in Grenzen hält (Campbell und Ehlert 2012). Mehrere Wissenschaftler haben deshalb argumentiert, dass die Effektstärken in Laborsettings möglicherweise kleiner ausfallen als im Falle von Real-Life Stress (Zanstra und Johnston 2011).

6.4 Sport, Bewegung und Umgang mit „Real-Life" Stress

Aktuell liegen erst wenige Studien vor, in denen die Cross-Stressor-Adaptationshypothese mittels persönlich relevanter Real-Life Stressoren untersucht wurde. Unterschieden werden kann zwischen Studien, in denen der Einfluss des Sports auf Tagesebene untersucht oder in denen eine Intervention durchgeführt wurde.

Um den Einfluss von sportlichen Aktivitäten auf alltägliche Stresserlebnisse zu untersuchen, erfassten Giacobbi, Hausenblas und Frye (Giacobbi et al. 2005) bei 106 Universitätsstudierenden über einen Zeitraum von acht Tagen die sportliche Aktivität, das Stresserleben und die Stimmung. Dabei ließ sich nachweisen, dass sportliche Aktivität zu einer Zunahme der positiven Gestimmtheit bzw. zu einer Abnahme der negativen Stimmung führt. Selbst nach Kontrolle der täglichen Stresserlebnisse blieb der Zusammenhang zwischen sportlicher Aktivität und positiver Gestimmtheit bestehen. Im Hinblick auf die negative Stimmung löste sich der statistische Zusammenhang jedoch auf. Zusammenfassend lassen diese Befunde darauf schließen, dass sportliche Aktivität bei Stress zur Aufrechterhaltung positiver affektiver Zustände beitragen kann. Umgekehrt scheint es, dass das Auftreten negativer Stimmungslagen infolge alltäglicher Stressereignisse auch durch sportliche Aktivität nicht vollständig verhindert werden kann. Ähnliche Befunde waren in einer weiteren Studie von Giacobbi, Tuccitto und Frye (Giacobbi et al. 2007) mit 59 Universitätsstudierenden zu beobachten, die zwei Wochen vor einer Abschlussprüfung täglich befragt wurden. Darin zeigte sich, dass sportliche Aktivität besonders stark mit positivem Affekt assoziiert war, je näher die Prüfungsperiode rückte. Von Haaren et al. (von Haaren et al. 2015, 2016) teilten in ihrer Interventionsstudie 61 ursprünglich inaktive Universitätsstudierende einer Interventions- oder Kontrollgruppe zu. Die Intervention beinhaltete ein 20-wöchiges Ausdauertraining mit zwei wöchentlichen Trainingseinheiten.

Die Prüfungsphase am Ende des Semesters diente als Real-Life Stressor. Mittels ambulanten Assessments wurden während zwei Tagen die wahrgenommene Stressbelastung, die Stressreaktivität des vegetativen Nervensystems (Herzraten-variabilität) und die körperliche Aktivität gemessen. Die Daten eines maximalen Fitnesstests zeigen, dass sich die kardiorespiratorische Fitness in der Ausdauer-gruppe gegenüber der Kontrollgruppe über die Zeit signifikant verbesserte. Im Sinne der Stresspufferhypothese war bei den ausdauertrainierten Studierenden während der Prüfungsphase tagsüber im Vergleich zur Kontrollgruppe eine signifikant niedrigere Herzrate und Herzratenvariabilität sowie eine niedrigere emotionale Stressreaktivität zu beobachten.

Im Fazit deuten die beiden Arbeiten von von Haaren et al. (von Haaren et al. 2015, 2016) darauf hin, dass über ein Ausdauertraining die Stressreaktivi-tät in Real-Life Stresssituationen verbessert werden kann. Insgesamt steckt dieser Forschungsstrang jedoch noch in den Kinderschuhen. Angesichts der sich schnell entwickelnden Messmethoden wird es zukünftig einfacher, mit Hilfe von ambulanten Assessments den Einfluss von Stressbelastungen auf die Reaktivität im wirklichen Leben zu erfassen.

6.5 Akuteffekte von Sport und Bewegung

Gerade für Einsteiger stellt sich die Frage, ab wann eine Person vom stress-mildernden Potenzial des Sports profitieren kann. Die Antwort lautet: praktisch unmittelbar. Studien deuten nämlich darauf hin, dass es nicht erst wochen- und monatelanges Training braucht, sondern sich der Schutzeffekt bereits nach einzel-nen Trainingsepisoden zeigt. Nach Hamer, Taylor und Steptoe (Hamer et al. 2006) bleibt die unmittelbare, stresslindernde Wirkung von sportlicher Aktivi-tät auf ein zeitlich limitiertes Fenster (engl. ‚post-exercise window') beschränkt, welches bis zu vier Stunden offen bleibt.

Mittlerweile liegen zu den Akuteffekten sportlicher Aktivität zahlreiche Untersuchungen vor. Exemplarisch soll eine Studie dargestellt werden: Hobson und Rejeski (Hobson und Rejeski 1993) teilten 80 junge Frauen mit einem tiefen bis mittleren Fitnesslevel vier Gruppen zu, die entweder keine, eine 10-, 20- oder 40-minütige Trainingseinheit absolvierten. Nach einer Ruhephase von 20 min bewältigten alle Probandinnen einen experimentellen Stresstest. Aus den Ergebnissen geht hervor, dass Frauen, die vor dem Stresstest während 40 min trainierten, ein geringerer Anstieg des diastolischen und systolischen Blut-drucks zeigten als zuvor inaktive Teilnehmerinnen. Umgekehrt war bei einer Trainingsdauer von 10 bzw. 20 min kein Puffereffekt zu erkennen. In dieser

Studie existierte zwischen akuter Sportaktivität und der Stressreaktivität somit ein Zusammenhang, dieser verlief jedoch nicht linear im Sinne eines eindeutigen Dosis-Wirkungs-Zusammenhangs.

In einer Literaturübersicht wertete Taylor (Taylor 2000) 14 Untersuchungen aus. Die Länge der Aktivitätsepisoden variierte je nach Studie zwischen 10 und 120 min. Gleichzeitig lagen die Belastungsintensitäten zwischen 18 und 80 % des Maximalpulses. Zusammenfassend trat trotz der beträchtlichen methodischen Unterschiede nur in vier Studien nach einer isolierten Trainingseinheit keine verminderte Reaktion auf. Hamer, Taylor und Steptoe (Hamer et al. 2006) werteten in einer Metaanalyse 15 randomisierte Kontrollgruppenstudien aus, in denen der Blutdruck als abhängige Variable untersucht wurde. Von den 15 Studien zeigte sich in zehn Untersuchungen ein signifikant geringerer Blutdruck, wenn sich die Teilnehmenden unmittelbar vor dem Laborstress sportlich betätigten. Interessanterweise waren die Akuteffekte gleichermaßen bei Personen mit niedrigem und hohem Fitnesszustand zu beobachten. Laut Boutcher und Hamer (Boutcher und Hamer 2006) zeigen sich Nulleffekte am häufigsten bei Trainingsintensitäten unter 60 % der VO_2max oder bei Aktivitäten mit kurzer Dauer (weniger als 20 min).

Für die Praxis bedeutet dies, dass dem Timing und der Regelmäßigkeit des Sporttreibens eine wichtige Rolle zukommt, wenn Sport bewusst zur Stressregulation genutzt werden soll. Einer Person, die sich am Morgen häufig gestresst fühlt, kann körperliche Aktivität in den früheren Morgenstunden helfen, besser mit ihrem Stress umzugehen, während bei einer Person, die sich häufig am Nachmittag gestresst fühlt, eine kurze Joggingrunde über die Mittagspause möglicherweise Linderung bringt.

Stressregulation durch Gesundheitsstärkung

Sport und Bewegung beeinflussen den Stressprozess auch von seinem Ende her, also von den gesundheitlichen Konsequenzen einer mehr oder weniger gelungenen Stressverarbeitung (Pfad 4 in Abb. 2.1). Angenommen wird hier, dass Menschen, die durch ihre regelmäßige körperliche Aktivität über eine gute Gesundheit verfügen, längere Zeit unter hohem Stress stehen können, ohne einen physischen oder psychischen Einbruch zu erleiden. De Geus und Stubbe (de Geus und Stubbe 2007) erklären diese erhöhte Stressresistenz mit dem „Kompensationseffekt" von Sport und Bewegung: Körperliche Aktivität und Stress wirken auf die gleichen gesundheitlichen Risikofaktoren ein, allerdings in entgegengesetzter Richtung. Die Autoren verdeutlichen dies am Beispiel der kardiovaskulären Risikofaktoren: Von chronischem Stress ist bekannt, dass er sich auf atherogene Faktoren wie LDL- und HDL-Cholesterin, Triglyceride, Insulin und Blutdruck gesundheitsnegativ auswirkt (z. B. Burg und Pickering 2011), während von Sport und Bewegung auf genau die gleichen Risikofaktoren gesundheitspositive Effekte ausgehen (z. B. Hardman und Stensel 2003). Körperliche Aktivität wirkt hier den stressverursachten Gefährdungen der Herz-Kreislauf-Gesundheit *kompensatorisch* entgegen, und zwar unabhängig von anderen kognitiven, affektiven oder (stress-) physiologischen Wirkweisen der Sportaktivität.

Ganz ähnlich wird auch im Allostase-Modell von McEwen (McEwen 1998) die körperliche Aktivität als eine wirksame Strategie angesehen, um den negativen Auswirkungen der *allostatischen Last* auf die Gesundheit entgegenzuwirken. McEwen (McEwen 2002a) bemerkt hierzu: „If we counteract stress with a brisk walk or a visit to the health club, we can increase the odds in our favor. Exercise prevents the buildup of body fat, protects against cardiovascular disease, and reduces chronic pain and depression" (S. 66). Körperliche Aktivität stellt damit ein positives Gegengewicht zu negativen Stresseinflüssen auf die Gesundheit dar.

© Springer Fachmedien Wiesbaden GmbH, ein Teil von Springer Nature 2020   39
M. Gerber und R. Fuchs, *Stressregulation durch Sport und Bewegung*, essentials,
https://doi.org/10.1007/978-3-658-29680-3_7

Gesamtbetrachtung 8

Zusammenfassend lässt sich festhalten, dass jede der beschriebenen stress-regulativen Wirkweisen der körperlichen Aktivität auf empirischer Evidenz beruht. Durch die stressorreduzierende Wirkweise kommen Stressoren gar nicht erst auf bzw. werden abgeschwächt; körperliche Aktivität wirkt hier stress-präventiv. Sport und Bewegung wirken kompensatorisch, indem sie die Gesund-heit direkt stärken und damit widerstandsfähiger gegenüber den negativen Effekten von Stress machen. Und schließlich wirkt körperliche Aktivität auch stresspuffernd, zum einen dadurch, dass sie die der Person zur Verfügung stehen-den Ressourcen stärkt, zum anderen durch Verringerung der psychologischen und biologischen Stressreaktionen. Die stresspuffernde Wirkweise ist universeller als die stressorreduzierende und kompensatorische Wirkweise, weil sie unabhängig von der Art der Stressoren bzw. der Art der Gesundheitseffekte ist (Klaperski 2018).

Das Modell der stressregulativen Wirkweisen in Abb. 2.1 ist als Heuristik gedacht, als ein Modell, das zwar an vielen Stellen noch unscharf, unvollständig oder vielleicht auch unzutreffend ist und der Weiterentwicklung bzw. Korrektur bedarf, das aber dennoch – oder gerade deswegen – dazu dienen kann, der sport- und bewegungsbezogenen Stressforschung einen konzeptionellen Rahmen zu geben. Auf der Grundlage der Transaktionalen Stresstheorie vermittelt das Modell eine Vorstellung davon, wie körperliche Aktivität auf den Zusammenhang von Stress, Coping und Gesundheit einzuwirken vermag. Es berücksichtigt dabei die unterschiedlichen Traditionslinien der sozialwissenschaftlichen, psychologischen und biologischen Stressforschung und bietet letztlich auch der Praxis der Stress-management-Programme einen theoretischen Orientierungsrahmen. Darüber soll im nächsten Abschnitt gesprochen werden.

© Springer Fachmedien Wiesbaden GmbH, ein Teil von Springer Nature 2020 41
M. Gerber und R. Fuchs, *Stressregulation durch Sport und Bewegung,* essentials,
https://doi.org/10.1007/978-3-658-29680-3_8

Implikationen für Stressmanagement-Programme

9

Wie in diesem Buch festgestellt, gehen von der körperlichen Aktivität ganz unterschiedliche stressregulierende Effekte aus. Nicht jede Sport- und Bewegungsaktivität ist aber in gleicher Weise dazu geeignet, jeden dieser Effekte hervorzurufen. Wenn beispielsweise der Stressor „soziale Isoliertheit" abgebaut werden soll (stressorreduzierender Effekt), dann stehen naturgemäß gesellige Aktivitäten im Vordergrund, also etwa Sport im Verein oder in der Laufgruppe. Geht es darum, durch Sport und Bewegung die Selbstwirksamkeit zu stärken (ressourcenstärkender Effekt), dann rücken Sportarten ins Blickfeld, die nachhaltige Erfolgserlebnisse vermitteln können (z. B. Halb-Marathon). Ist es das Ziel, durch Sport ein gedankliches Timeout zu schaffen (Verringerung kognitiver Reaktionen), dann ist möglicherweise einsames Joggen ungeeignet (dem Sportler gehen während des Laufens viele Gedanken durch den Kopf, er kann nicht wirklich „abschalten"); wichtig wären hier Sportarten, die keine Zeit zum Grübeln lassen und die volle Aufmerksamkeit verlangen (z. B. Spielsportarten). Sollen ganz gezielt antidepressive Effekte angesteuert werden (Verringerung affektiver Reaktionen), dann wissen wir aus der Studie von Dunn et al. (Dunn et al. 2005), dass ein bestimmtes Minimum an Ausdauersport überschritten werden muss (17,5 kcal/kg pro Woche), da sonst nicht mit einer Depressionsmilderung zu rechnen ist. Auch beim „Training" der kardiovaskulären und endokrinen Stressreaktivität bzw. Erholungsfähigkeit (Verringerung biologischer Reaktionen) dürfte das Ausmaß und die Intensität der Sportaktivität eine entscheidende Rolle spielen.

Dass verschiedene Sportarten unterschiedliche Mechanismen der Stressregulation ansprechen, stellt eine der Herausforderungen bei der Entwicklung von Sport- und Bewegungsprogrammen zur Stressbewältigung dar. Derartige Programme existieren in der sport- und bewegungstherapeutischen Praxis bislang nur

© Springer Fachmedien Wiesbaden GmbH, ein Teil von Springer Nature 2020   43
M. Gerber und R. Fuchs, *Stressregulation durch Sport und Bewegung,* essentials,
https://doi.org/10.1007/978-3-658-29680-3_9

ansatzweise (Sime 2007: *Exercise Therapy for Stress Management*). Systematisch ausgearbeitete, schriftlich niedergelegte (manualisierte) und wissenschaftlich evaluierte Stressbewältigungsprogramme sind gerade erst im Entstehen (z. B. Gerber et al. 2011; im Überblick: Kaluza 2018 sowie Lohaus 2018).

Was Sie aus diesem *essential* mitnehmen können

- Bewegung und Sport sind effektive Maßnahmen zur Prävention und Bewältigung von Alltagsstress.
- Zu unterscheiden sind vier verschiedene stressregulative Wirkweisen der körperlichen Aktivität: Stressorreduzierung, Ressourcenstärkung, Reaktionsverringerung und Gesundheitsstärkung.
- Im Prozess der Stressentstehung spielen vor allem die Stressorreduzierung und die Ressourcenstärkung eine zentrale Rolle.
- Im Unterschied dazu geht es im Prozess der Stressbewältigung (Coping) schwerpunktmäßig um die reaktionsverringernde und gesundheitsstärkende Wirkweise.
- Reaktionsverringerung bedeutet, dass durch Bewegung und Sport die auftretenden Stressreaktionen abgemildert (palliativ) bzw. der positive Ausgangszustand des betreffenden Reaktionsparameters wieder hergestellt (regenerativ) werden kann.
- Ein besonderes Augenmerk verdienen dabei die physiologischen Stressreaktionen (z. B. Kortisol, Herzfrequenz), die durch Sport und Bewegung in ihrer Stärke „gedämpft" und in ihrer Dauer verringert werden können.
- Die stresspuffernde Wirkung von körperlicher Aktivität beruht im Wesentlichen auf dieser Reaktionsverringerung, aber auch auf der ressourcenstärkenden Wirkung von Bewegung und Sport, wobei hier insbesondere an eine Stärkung der Selbstwirksamkeit und der sozialen Unterstützung zu denken ist.
- Nicht jede Sportart wirkt in gleicher Weise stressregulierend. Bei der Entwicklung von Sport- und Bewegungsprogrammen zur Stressbewältigung bedarf es der sorgfältigen Auswahl der „richtigen" Aktivitäten.

© Springer Fachmedien Wiesbaden GmbH, ein Teil von Springer Nature 2020   45
M. Gerber und R. Fuchs, *Stressregulation durch Sport und Bewegung*, essentials,
https://doi.org/10.1007/978-3-658-29680-3

Literatur

al'Absi, M., & Wittmers, L. E. (2003). Enhanced adrenocortical responses to stress in hypertension-prone men and women. *Annals of Behavioral Medicine, 25*(1), 25–33.

Alexander, N., Kuepper, Y., Schmitz, A., Osinsky, R., Kozyra, E., & Hennig, J. (2009). Gene-environment interactions predict cortisol responses after acute stress: Implications for the etiology of depression. *Psychoneuroendocrinology, 34*(9), 1294–1303.

Bellows-Riecken, K., Mark, R., & Rhodes, R. (2013). Qualitative elicitation of affective beliefs related to physical activity. *Psychology of Sport and Exercise, 14*, 786–792.

Beltrán-Carrillo, V., Tortosa-Martínez, J., Jennings, G., & Sánchez, E. (2013). Contributions of a group-based exercise program for coping with fibromyalgia: A qualitative study giving voice to female patients. *Women & Health, 53*, 612–629.

Birbaumer, N., & Schmidt, R. F. (2006). *Biologische Psychologie*. Heidelberg: Springer Medizin.

Bjorntorp, P. (2001). Do stress reactions cause abdominal obesity and comorbidities? *Obesity Reviews, 2*, 73–86.

Blumenthal, J., Babyak, M., Doraiswamy, P., Watkins, L., Hoffman, B., Barbour, K., et al. (2007). Exercise and pharmacotherapy in the treatment of major depressive disorder. *Psychosomatic Medicine, 69*, 587–596.

Bosscher, R., Smit, J., & Kempen, G. (1997). Algemene competentieverwachtingen bij ouderen; een onderzoek naar de psychometrische kenmerken van de algemene competentieschaal (ALCOS) [General competency expectations in elderly; a study into the psychometric properties of the general competency scale]. *Nederlands Tijdschrift voor de Psychologie en haar Grensgebieden, 52*, 239–248.

Boutcher, S. H., & Hamer, M. (2006). Psychobiological reactivity, physical activity, and cardiovascular health. In E. O. Acevedo & P. Ekkekakis (Hrsg.), *Psychobiology of physical activity* (S. 161–176). Champaign: Human Kinetics.

Brand, S. (2018). Sportaktivität, Stress und Schlafqualität. In R. Fuchs & M. Gerber (Hrsg.), *Handbuch Stressregulation und Sport* (S. 293–310). Heidelberg: Springer.

Breus, M., & O'Connor, P. (1998). Exercise-induced anxiolysis: A test of the „time out" hypothesis in high anxious females. *Medicine & Science in Sports & Exercise, 30*, 1107–1112.

© Springer Fachmedien Wiesbaden GmbH, ein Teil von Springer Nature 2020   47
M. Gerber und R. Fuchs, *Stressregulation durch Sport und Bewegung*, essentials,
https://doi.org/10.1007/978-3-658-29680-3

Broocks, A., Bandelow, B., Pekrun, G., George, A., Meyer, T., Bartmann, U., et al. (1998). Comparison of aerobic exercise, clomipramine, and placebo in the treatment of panic disorder. *American Journal of Psychiatry, 155,* 603–609.

Buckworth, J., Dishman, R., O'Connor, P. J., & Tomporowski, P. (2013). *Exercise psychology.* Champaign: Human Kinetics.

Buffart, L., Ros, W., Chinapaw, M., Brug, J., Knol, D., Korstjens, I., et al. (2014). Mediators of physical exercise for improvement in cancer survivors' quality of life. *Psycho-Oncology, 23,* 330–338.

Burg, M., & Pickering, T. (2011). The cardiovascular system. In R. Contrada & A. Baum (Hrsg.), *The handbook of stress science* (S. 37–45). New York: Springer.

Campbell, J., & Ehlert, U. (2012). Acute psychosocial stress: Does the emotional stress response correspond with physiological responses? *Psychoneuroendocrinology, 37,* 1111–1134.

Cannon, W. (1914). The emergency function of the adrenal medulla in pain and the major emotions. *American Journal of Physiology, 33,* 356–372.

Chida, Y., & Steptoe, A. (2010). Greater cardiovascular responses to laboratory mental stress are associated with poor subsequent cardiovascular risk status: A meta-analysis of prospective evidence. *Hypertension, 55,* 1026–1032.

Chrousos, C. P., & Gold, P. W. (1992). The concepts of stress and stress system disorders: Overview of physical and behavioral homeostasis. *JAMA, 267,* 1244–1252.

Contrada, R. (2011). Stress, adaptation, and health. In R. Contrada & A. Baum (Hrsg.), *The handbook of stress science: Biology, psychology, and health* (S. 1–9). New York: Springer.

Contrada, R., & Baum, A. (Hrsg.). (2011). *The handbook of stress science: Biology, psychology, and health.* New York: Springer.

Cox, R., Thomas, T., Hinton, P., & Donahue, O. (2004). Effects of acute 60 and 80 % VO₂max bouts of aerobic exercise on state anxiety of women of different age groups across time. *Research Quartely for Exercise and Sport, 75,* 165–175.

de Geus, E., & Stubbe, J. (2007). Aerobic exercise and stress reduction. In G. Fink (Hrsg.), *Encyclopedia of stress* (S. 73–78). New York: Academic Press.

Dickerson, S. S., & Kemeny, M. E. (2004). Acute stressors and cortisol responses: A theoretical integration and synthesis of laboratory research. *Psychological Bulletin, 130,* 355–391.

Dishman, R. K., & Jackson, E. M. (2000). Exercise, fitness, and stress. *International Journal of Sport Psychology, 31,* 175–203.

Duclos, M., Corcuff, J. B., Rashedi, M., Fougere, V., & Manier, G. (1997). Trained versus untrained: Different hypothalamo-pituitary adrenal axis responses to exercise recovery. *European Journal of Applied Physiology, 75,* 343–350.

Dunn, A., Trivedi, M., Kampert, J., Clark, C., & Chambliss, H. (2005). Exercise treatment for depression: Efficacy and dose response. *American Journal of Preventive Medicine, 28,* 1–8.

Dutton, G., Tan, F., Provost, B., Sorenson, J., Allen, B., et al. (2009). Relationship between self-efficacy and physical activity among patients with type 2 diabetes. *Journal of Behavioral Medicine, 32,* 270–277.

Edenfield, T., & Blumenthal, J. (2011). Exercise and stress reduction. In R. Contrada & A. Baum (Hrsg.), *The handbook of stress science* (S. 301–319). New York: Springer.

Ekkekakis, P. (2012). Affect, mood, and emotion. In G. Tenenbaum, et al. (Hrsg.), *Measurement in sport and exercise psychology* (S. 321–332). Champaign: Human Kinetics.

Elavsky, S. (2010). Longitudinal examination of the exercise and self-esteem model in middle-aged women. *Journal of Sport & Exercise Psychology, 32,* 862–880.

Ferrier, S., Dunlop, N., & Blanchard, C. (2010). The role of outcome expectations and self-efficacy in explaining physical activity behaviors of individuals with multiple sclerosis. *Behavioral Medicine, 36,* 7–11.

Foley, P., & Kirschbaum, C. (2010). Human hypothalamus-pituitary-adrenal axis responses to acute psychosocial stress in laboratory settings. *Neuroscience and Biobehavioral Reviews, 35,* 91–96.

Folkman, S. (2011). Stress, health, and coping: An overview. In S. Folkman (Hrsg.), *The Oxford handbook of stress, health and coping* (S. 3–11). Oxford: Oxford University Press.

Forcier, K., Stroud, L. R., Papandonatos, G. D., Hitsman, B., Reiches, M., Krishnamoorthy, J., & Niaura, R. (2006). Links between physical fitness and cardiovascular reactivity and recovery to psychological stressors: A meta-analysis. *Health Psychology, 25,* 723–739.

Fuchs, R., & Klaperski, S. (2018). Stressregulation durch Sport und Bewegung. In R. Fuchs & M. Gerber (Hrsg.), *Handbuch Stressregulation und Sport* (S. 205–226). Heidelberg: Springer.

Fuchs, R., & Schwarzer, R. (1994). Self-efficacy toward physical exercise: Reliability and validity of a new instrument. *Zeitschrift für Differentielle und Diagnostische Psychologie, 15,* 141–154.

Fuchs, R., & Klaperski, S. (2012). Sportliche Aktivität und Stressregulation. In R. Fuchs & W. Schlicht (Hrsg.), *Seelische Gesundheit und sportliche Aktivität* (S. 100–121). Göttingen: Hogrefe.

Fuchs, R., Hahn, A., & Schwarzer, R. (1994). Effekte sportlicher Aktivität auf Selbstwirksamkeitserwartung und Gesundheit in einer stressreichen Lebenssituation. *Sportwissenschaft, 24,* 67–81.

Gerber, M. (2008). *Sport, Stress und Gesundheit bei Jugendlichen.* Schorndorf: Hofmann.

Gerber, M. (2012). Sportliche Aktivität und physiologische Stressreaktivität. In R. Fuchs & W. Schlicht (Hrsg.), *Seelische Gesundheit und sportliche Aktivität* (S. 122–141). Göttingen: Hogrefe.

Gerber, M. (2015). The role of exercise in the generation and regulation of stress. In M. Probst & A. Carraro (Hrsg.), *Physical activity and mental health: A practice-oriented approach* (S. 51–60). Milano: edi-ermes.

Gerber, M. (im Druck). Sport, Stress und Gesundheit. In J. Schüler, M. Wegner, & H. Plessner (Hrsg.), *Lehrbuch Sportpsychologie – Theoretische Grundlagen und Anwendung.* Berlin: Springer.

Gerber, M., & Pühse, U. (2009). Do exercise and fitness protect against stress-induced health complaints? A review of the literature. *Scandinavian Journal of Public Health, 37,* 801–819.

Gerber, M., & Schilling, R. (2018). Stress als Risikofaktor für körperliche und psychische Gesundheitsbeeinträchtigungen. In R. Fuchs & M. Gerber (Hrsg.), *Handbuch Stressregulation und Sport* (S. 93–122). Heidelberg: Springer.

Gerber, M., Brand, S., Herrmann, C., Colledge, F., Holsboer-Trachsler, E., & Pühse, U. (2014). Increased objectively assessed vigorous-intensity exercise is associated with reduced stress, increased mental health and good objective and subjective sleep in young adults. *Physiology & Behavior, 135,* 17–24.

Gerber, M., Hartmann, T., Lang, C., Lüthy, M., & Brand, S. (2011). *Stressmanagement im Sportunterricht: Ein Trainingsprogramm in 8 Modulen.* Universität Basel: Institut für Sportwissenschaft.

Giacobbi, P. R., Hausenblas, H. A., & Frye, N. (2005). A naturalistic assessment of the relationship between personality, daily life events, leisure-time exercise, and mood. *Psychology of Sport and Exercise, 6,* 67–81.

Giacobbi, P. R., Tuccitto, D. E., & Frye, N. (2007). Exercise, affect, and university students' appraisals of academic events prior to the final examination period. *Psychology of Sport and Exercise, 8,* 261–274.

Gillison, F., Skevington, S., Sato, A., Standage, M., & Evangelidou, S. (2009). The effects of exercise interventions on quality of life in clinical and healthy populations: A meta-analysis. *Social Science & Medicine, 68,* 1700–1710.

Gold, S. M., Zakowski, S. G., Valdimarsdottir, H. B., & Bovbjerg, D. H. (2003). Stronger endocrine responses after brief psychological stress in women at familial risk of breast cancer. *Psychoneuroendocrinology, 28,* 584–593.

Hamer, M., Jones, A., & Boutcher, S. H. (2006). Acute exercise reduces vascular reactivity to mental challenge in offspring of hypertensive families. *Journal of Hypertension, 24,* 315–320.

Hamer, M., Taylor, A., & Steptoe, A. (2006). The effect of acute aerobic exercise on stress related blood pressure responses: A systematic review. *Biological Psychology, 71,* 183–190.

Hardman, A., & Stensel, D. (2003). *Physical activity and health.* London, UK: Routledge.

Hassmen, P., Koivula, N., & Uutela, A. (2000). Physical exercise and psychological well-being: A population study in Finland. *Preventive Medicine, 30,* 17–25.

Hautzinger, M., & Wolf, S. (2012). Sportliche Aktivität und Depression. In R. Fuchs & W. Schlicht (Hrsg.), *Seelische Gesundheit und sportliche Aktivität* (S. 164–185). Göttingen: Hogrefe.

Hill Rice, V. (Hrsg.). (2012). *Handbook of stress, coping, and health.* Los Angeles: Sage.

Hill, E., Zack, E., Battaglini, C., Viru, M., Viru, A., & Hackney, A. (2008). Exercise and circulating cortisol levels: The intensity threshold effect. *Journal of Endocrinological Investigation, 31,* 587–591.

Hobson, M. L., & Rejeski, W. J. (1993). Does the dose of acute exercise mediate psychophysiological responses to mental stress? *Journal of Sport & Exercise Psychology, 15,* 77–87.

Holmes, T., & Rahe, R. (1967). The social readjustment rating scale. *Journal of Psychosomatic Research, 11,* 213–218.

Holsboer, F. (2000). The corticosteroid receptor hypothesis of depression. *Neuropsychopharmacology, 23,* 477–501.

Jackson, E. M., & Dishman, R. K. (2006). Cardiorespiratory fitness and laboratory stress: A meta-regression analysis. *Psychophysiology, 43,* 57–72.

Jerusalem, M., & Schwarzer, R. (1992). Self-efficacy as a resource factor in stress performance. In R. Schwarzer (Hrsg.), *Self-efficacy: Thought control of action*. Washington, DC: Hemisphere.

Jerusalem, M., & Schwarzer, R. (1999). Allgemeine Selbstwirksamkeitserwartung. In R. Schwarzer & M. Jerusalem (Hrsg.), *Skalen zur Erfassung von Lehrer- und Schülermerkmalen* (S. 13–14). Berlin: FU Berlin.

Juster, R. P., McEwen, B. S., & Lupien, S. J. (2010). Allostatic load biomarkers of chronic stress and impact on health and cognition. *Neuroscience and Biobehavioral Reviews, 35*, 2–16.

Kaluza, G. (2018). Stressmanagementtrainings für Erwachsene. In R. Fuchs & M. Gerber (Hrsg.), *Handbuch Stressregulation und Sport* (S. 143–162). Heidelberg: Springer.

Kaluza, G., & Renneberg, B. (2009). Stressbewältigung. In J. Bengel & M. Jerusalem (Hrsg.), *Handbuch Gesundheitspsychologie und medizinische Psychologie* (S. 265–272). Göttingen: Hogrefe.

Kanning, M., & Schlicht, W. (2010). Be active and become happy: An ecological momentary assessment of physical activity and mood. *Journal of Sport and Exercise Psychology, 32*, 253–261.

Kirschbaum, C., Pirke, K. M., & Hellhammer, D. H. (1993). The Trier Social Stress Test: A tool for investigating psychobiological stress responses in a laboratory setting. *Neuropsychobiology, 28*(1–2), 76–81.

Klaperski, S. (2018). Exercise, stress, and health: The stress-buffering effect of exercise. In R. Fuchs & M. Gerber (Hrsg.), *Handbuch Stressregulation und Sport* (S. 227–249). Heidelberg: Springer.

Klaperski, S., Seelig, H., & Fuchs, R. (2012). Sportaktivität als Stresspuffer. *Zeitschrift für Sportpsychologie, 19*, 80–90.

Klaperski, S., von Dawans, B., Heinrichs, M., & Fuchs, R. (2013). Does the level of physical exercise affect physiological and psychological responses to psychosocial stress in women? *Psychology of Sport and Exercise, 14*, 266–274.

Klaperski, S., von Dawans, B., Heinrichs, M., & Fuchs, R. (2014). Effects of a -week endurance training program on the physiological response to psychosocial stress in men: A randomized controlled trial. *Journal of Behavioral Medicine, 37*, 1118–1133.

Knoll, N., Scholz, U., & Rieckmann, N. (2013). *Einführung in die Gesundheitspsychologie*. München: Reinhardt.

Kohlmann, C.-W., & Eschenbeck, H. (2018). Stressbewältigung und Persönlichkeit. In R. Fuchs & M. Gerber (Hrsg.), *Handbuch Stressregulation und Sport* (S. 51–66). Heidelberg: Springer.

Kredlow, M. A., Capozzoli, M. C., Hearon, B. A., Calkins, A. W., & Otto, M. W. (2015). The effects of physical activity on sleep: A meta-analytic review. *Journal of Behavioral Medicine, 38*, 427–449.

Kroll, T., Kehn, M., Ho, P., & Groah, S. (2007). The SCI Exercise Self-Efficacy Scale (ESES): Development and psychometric properties. *International Journal of Behavioral Nutrition and Physical Activity, 4*, 34.

Ku, P., Fox, K., Liao, Y., Sun, W., & Chen, L. (2016). Prospective associations of objectively assessed physical activity at different intensities with subjective well-being in older adults. *Quality of Life Research*. https://doi.org/10.1007/s11136-016-1309-3.

Landers, D., & Arent, S. (2007). Physical activity and mental health. In G. Tenenbaum & R. Eklund (Hrsg.), *Handbook of sport psychology* (S. 469–491). Hoboken: Wiley.

Lau, A., & Stoll, O. (2007). Gruppenkohäsion im Sport. *Psychologie in Österreich, 7,* 155–163.

Lazarus, R., & Folkman, S. (1984). *Stress, appraisal and coping.* New York: Springer.

Ledochowski, L., Ruedl, G., Taylor, A. H., & Kopp, M. (2015). Acute effects of brisk walking on sugary snack cravings in overweight people, affect and responses to a manipulated stress situation and to a sugary snack cue: A crossover study. *PLoS One, 10,* e0119278. https://doi.org/10.1371/journal.pone.0119278.

Lee, I., Shiroma, E., Lobelo, F., Puska, P., Blair, S., & Katzmarzyk, P. (2012). Effects of physical inactivity on major non-communicable diseases worldwide: an analysis of burden of disease and life expectancy. *The Lancet, 380,* 219–229.

Levy, S., & Ebbeck, V. (2005). The exercise and self-esteem model in adult women: The inclusion of physical acceptance. *Psychology of Sport and Exercise, 6,* 571–584.

Lohaus, A. (2018). Stressmanagementtrainings für Kinder und Jugendliche. In R. Fuchs & M. Gerber (Hrsg.), *Handbuch Stressregulation und Sport* (S. 163–178). Heidelberg: Springer.

Loprinzi, P., & Cardinal, B. (2011). Association between objectively-measured physical activity and sleep, NHANES 2005–2006. *Mental Health and Physical Activity, 4,* 65–69.

Lox, C., Martin Ginis, K., & Petruzzello, S. (2010). *The psychology of exercise.* Scottsdale: Holcomb Hathaway.

Marquez, D., & McAuley, E. (2006). Social cognitive correlates of leisure time physical activity among Latinos. *Journal of Behavioral Medicine, 29,* 281–289.

McAuley, E., Courneya, K., & Lettunich, J. (1991). Effects of acute and long-term exercise on self-efficacy responses in sedentary, middle-aged males and females. *The Gerontologist, 31,* 534–542.

McAuley, E., Elavsky, S., Motl, R., Konopack, J., Hu, L., & Marquez, D. (2005). Physical activity, self-efficacy, and self-esteem: Longitudinal relationships in older adults. *Journal of Gerontology: Psychological Sciences, 60B,* P268–P275.

McAuley, E., White, S., Rogers, L., Motl, R., & Courneya, K. (2010). Physical activity and fatigue in breast cancer and multiple sclerosis: Psychosocial mechanisms. *Psychosomatic Medicine, 72,* 88–96.

McEwen, B. (1998). Protective and damaging effects of stress mediators. *The New England Journal of Medicine, 338,* 171–179.

McEwen, B. (2002). *The end of stress as we know it.* Washington: Joseph Henry Press.

McEwen, B. (2002). Protective and damaging effects of stress mediators: The good and bad side of the response to stress. *Metabolism, 51,* S2–S4.

Morris, K., McAuley, E., & Moti, R. (2008). Self-efficacy and environmental correlates of physical activity among older women and women with multiple sclerosis. *Health Education Research, 23,* 744–752.

Motl, R., McAuley, E., Snook, E., & Gliottoni, R. (2009). Physical activity and quality of life in multiple sclerosis: Intermediary roles of disability, fatigue, mood, pain, self-efficacy and social support. *Psychology, Health & Medicine, 14,* 111–124.

Mücke, M., Ludyga, S., Colledge, F., & Gerber, M. (2018). Influence of regular physical activity and fitness on stress reactivity as measured with the Trier Social Stress Test protocol: A systematic review. *Sports Medicine, 48*, 2607–2622.

Netz, Y., Wu, M., Becker, B., & Tenenbaum, G. (2005). Physical activity and psychological well-being in advanced age: A meta-analysis of intervention studies. *Psychology of Aging, 20*, 272–284.

Opdenacker, J., Delecluse, C., & Boen, F. (2009). The longitudinal effects of a lifestyle physical activity intervention and a structured exercise intervention on physical self-perceptions and self-esteem in older adults. *Journal of Sport and Exercise Psychology, 31*, 743–760.

Pearlin, L., & Schooler, C. (1978). The structure of coping. *Journal of Health and Social Behavior, 19*, 2–21.

Perkins, J., Multhalp, K., Perkins, W., & Barton, C. (2008). Self-efficacy and participation in physical and social activity among older adults in Spain and the United States. *The Gerontologist, 48*, 51–58.

Pühse, U. (2004). *Kindliche Entwicklung und soziales Handeln im Sport*. Schorndorf: Hofmann.

Puterman, E., O'Donovan, A., Adler, N., Tomiyama, A., Kemeny, M., Wolkowitz, O., et al. (2011). Physical activity moderates effects of stressor-induced rumination on cortisol reactivity. *Psychosomatic Medicine, 73*, 604–611.

Raglin, J., & Wilson, G. (2012). Exercise and its effects on mental health. In C. Bouchard, S. Blair, & W. Haskell (Hrsg.), *Physical activity and health* (S. 331–342). Leeds: Human Kinetics.

Renneberg, B., Erken, J., & Kaluza, G. (2009). Stress. In J. Bengel & M. Jerusalem (Hrsg.), *Handbuch Gesundheitspsychologie und Medizinische Psychologie* (S. 139–146). Göttingen: Hogrefe.

Rethorst, C., Wipfli, B., & Landers, D. (2009). The antidepressive effects of exercise: A meta-analysis of randomized trials. *Sports Medicine, 39*, 491–511.

Rimmele, U., Seiler, R., Marti, B., Wirtz, P., Ehlert, U., & Heinrichs, M. (2009). The level of physical activity affects adrenal and cardiovascular reactivity to psychosocial stress. *Psychoneuroendocrinology, 34*, 190–198.

Rimmele, U., Zellweger, B., Marti, B., Seiler, R., Mohiyeddini, C., Ehlert, U., & Heinrichs, M. (2007). Trained men show lower cortisol, heart rate and psychological responses to psychosocial stress compared with untrained men. *Psychoneuroendocrinology, 32*, 627–635.

Rudolph, D. L., & McAuley, E. (1995). Self-efficacy and salivary cortisol responses to acute exercise in physical active and less active adults. *Journal of Sport & Exercise Psychology, 17*, 206–213.

Ryan, M. (2008). The antidepressant effect of physical activity: Mediating self-esteem and self-efficacy mechanisms. *Psychology and Health, 23*, 279–307.

Schlicht, W., & Reicherz, A. (2012). Sportliche Aktivität und affektive Reaktionen. In R. Fuchs & W. Schlicht (Hrsg.), *Seelische Gesundheit und sportliche Aktivität* (S. 12–33). Göttingen: Hogrefe.

Schoder, H., Silverman, D. H., Campisi, R., Sayre, J. W., Phelps, M. E., Schelbert, H. R., & Czemin, J. (2000). Regulation of myocardial blood flow response to mental stress in healthy individuals. *American Journal of Physiology and Heart Circulation Physiology, 278,* 360–366.

Scholz, U., Gutierrez-Dona, B., Sud, S., & Schwarzer, R. (2002). Is general self-efficacy a universal construct? Psychometric findings from 25 countries. *European Journal of Psychological Assessment, 18,* 242–251.

Schöndube, A., Kanning, M., & Fuchs, R. (2016). The bidirectional effect between momentary affective states and exercise duration on a day level. *Frontiers in Psychology, 7,* 1414.

Schuler, J. L., & O'Brien, W. H. (1997). Cardiovascular recovery from stress and hypertension risk factors: A meta-analytic review. *Psychophysiology, 34,* 649–659.

Schulz, P. (2005). Stress- und Copingtheorien. In R. Schwarzer (Hrsg.), *Gesundheitspsychologie* (S. 219–235). Göttingen: Hogrefe.

Schwarzer, R. (2004). *Psychologie des Gesundheitsverhaltens* (3. Aufl.). Göttingen: Hogrefe.

Schwarzer, R. (2008). Modelling health behaviour change: How to predict and modify the adoption and maintenance of health behaviours. *Applied Psychology: An International Review, 57,* 1–29.

Schwerdtfeger, A. (2012). Sportliche Aktivität und Angst. In R. Fuchs & W. Schlicht (Hrsg.), *Seelische Gesundheit und sportliche Aktivität* (S. 186–207). Göttingen: Hogrefe.

Schwerdtfeger, A., Eberhard, R., & Chmitorz, A. (2008). Gibt es einen Zusammenhang zwischen Bewegungsaktivität und psychischem Befinden im Alltag? *Zeitschrift für Gesundheitspsychologie, 16,* 2–11.

Segerstrom, S., & O'Connor, D. (2012). Stress, health and illness: Four challenges for the future. *Psychology & Health, 27,* 128–140.

Selye, H. (1956). *The stress of life.* New York: McGraw-Hill.

Siela, D., & Wieseke, A. (2012). Stress, self-efficacy, and health. In V. Hill Rice (Hrsg.), *Handbook of stress, coping and health* (S. 484–509). Los Angeles: Sage.

Sime, W. (2007). Exercise therapy for stress management. In P. Lehrer, R. Woolfolk, & W. Sime (Hrsg.), *Principles and practice of stress management* (S. 333–359). NY: Guilford Press.

Sonstroem, R. J., & Morgan, W. P. (1989). Exercise and self-esteem: Rationale and model. *Medicine and Science in Sports and Exercise, 21,* 329–337.

Sonstroem, R. J., Harlow, L. L., & Josephs, L. (1994). Exercise and self-esteem: Validity of model expansion and exercise associations. *Journal of Sport and Exercise Psychology, 16,* 29–42.

Sothmann, M. (2006). The cross-stressor adaptation hypothesis and exercise training. In E. Acevedo & P. Ekkekakis (Hrsg.), *Psychobiology of physical activity* (S. 149–160). Champaign: Human Kinetics.

Sothmann, M. S., Buckworth, J., Claytor, R. P., Cox, R. H., White-Welkley, J. E., & Dishman, R. K. (1996). Exercise training and the cross-stressor adaptation hypothesis. *Exercise and Sport Science Review, 24,* 267–287.

Spence, J., McGannon, K., & Poon, P. (2005). The effect of exercise on global self-esteem: a quantitative review. *Journal of Sport & Exercise Psychology, 27,* 311–334.

Steptoe, A., & Ayers, S. (2004). Stress, health and illness. In S. Sutton, A. Baum, & M. Johnston (Hrsg.), *The Sage handbook of health psychology* (S. 169–196). London: Sage.

Strahler, J., & Klumbies, E. (2012). Foundations in psychoneuroendocrinology. In F. Ehrlenspiel & K. Strahler (Hrsg.), *Psychoneuroendocrinology of sport and exercise. Foundations, markers, trends* (S. 20–42). London: Routledge.

Stults-Kolehmainen, M. A., & Sinha, R. (2014). The effects of stress on physical activity and exercise. *Sports Medicine, 44*(1), 81–121.

Suay, F., & Salvador, A. (2012). Cortisol. In F. Ehrlenspiel & K. Strahler (Hrsg.), *Psychoneuroendocrinology of sport and exercise. Foundations, markers, trends* (S. 43–60). London: Routledge.

Sudeck, G., & Schmid, J. (2012). Sportaktivität und soziales Wohlbefinden. In R. Fuchs & W. Schlicht (Hrsg.), *Seelische Gesundheit und sportliche Aktivität* (S. 56–77). Göttingen: Hogrefe.

Sygusch, R. (2007). *Psychosoziale Ressourcen im Sport.* Schorndorf: Hofmann.

Taylor, A. (2000). Physical activity, anxiety and stress. In S. Biddle, K. Fox, & S. Boutcher (Hrsg.), *Physical activity and psychological well-being* (S. 10–45). London: Routledge.

Tietjens, M. (2001). *Sportliches Engagement und sozialer Rückhalt im Jugendalter. Eine repräsentative Surveystudie in Brandenburg und Nordrhein-Westfalen.* Lengerich: Pabst.

Tsigos, C., & Chrousos, G. P. (2002). Hypothalamic-pituitary-adrenal axis, neuroendocrine factors and stress. *Journal of Psychosomatic Research, 53*, 865–871.

Uchino, B., & Birmingham, W. (2011). Stress and support process. In R. Contrada & A. Baum (Hrsg.), *The handbook of stress science* (S. 111–121). New York: Springer.

Utschig, A., Otto, M., Powers, M., & Smits, J. (2013). The relationship between physical activity and anxiety and its disorders. In P. Ekkekakis (Hrsg.), *Routledge handbook of physical activity and mental health* (S. 105–116). London: Routledge.

Vance, D., Wadley, V., Ball, K., Roenker, D., & Rizzo, M. (2005). The effects of physical activity and sedentary behavior on cognitive health in older adults. *Journal of Aging and Physical Activity, 13*, 294–313.

von Dawans, B., & Heinrichs, M. (2017). Physiologische Stressreaktionen. In R. Fuchs & M. Gerber (Hrsg.), *Handbuch Stressregulation und Sport* (S. 67–78). Heidelberg: Springer.

von Haaren, B., Haertel, S., Stumpp, J., Hey, S., & Ebner-Priemer, U. (2015). Reduced emotional stress reactivity to a real-life academic examination stressor in students participating in a 20-week aerobic exercise training: A randomised controlled trial using Ambulatory Assessment. *Psychology of Sport and Exercise, 20*, 67–75.

von Haaren, B., Ottenbacher, J., Muenz, J., Neumann, R., Boes, K., & Ebner-Priemer, U. (2016). Does a 20-week aerobic exercise training programme increase our capabilities to buffer real-life stressors? A randomized, controlled trial using ambulatory assessment. *European Journal of Applied Physiology, 116*, 383–394.

Wagner, P. (2000). *Aussteigen oder Dabeibleiben?* Darmstadt: Wissenschaftliche Buchgesellschaft.

Zanstra, Y. J., & Johnston, D. W. (2011). Cardiovascular reactivity in real life settings: Measurement, mechanisms and meaning. *Biological Psychology, 86,* 98–105.

Zschucke, E., Renneberg, B., Dimeo, F., Wüstenberg, T., & Ströhle, A. (2015). The stress-buffering effect of acute exercise: Evidence for HPA axis negative feedback. *Psychoneuroendocrinology, 51,* 414–425.

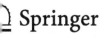
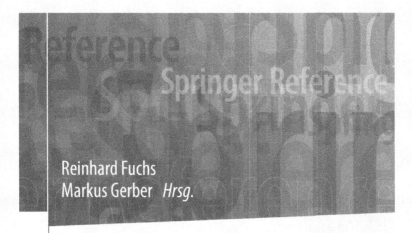

Reinhard Fuchs
Markus Gerber *Hrsg.*

Handbuch
Stressregulation
und Sport

Springer

Printed in the United States
By Bookmasters